U0069758

心血管的預防與健康管理

CARDIOVASCULAR HEALTH

人體的發電機系統

- ☑ 心血管疾病的警示紅字
- ☑ 防患於未然從健檢做起
- ☑ 不良習慣之生活習慣病
- ☑ 從零開始認識護心食物

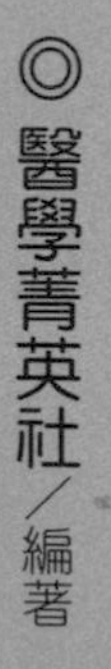

◎醫學菁英社／編著

編輯室報告

提供健康知識，讓您做好健康管理。

首先你要先知道心臟是人體的發電機，日本厚生勞動省曾將心血管疾病特稱為「生活習慣病」，因為這類疾病往往由不良日常飲食與生活習慣長期累積所引發的，會漸漸的不動聲色中逐步損蝕你的健康。

動物性脂肪攝取過剩、熱量過高、飲酒過量、抽菸成癮、蔬果攝取不足、營養失調等等，都是現代人普遍的不良飲食與生活習慣造成的，也是造成「生活習慣病」心血管疾病的兇手。

相信您一定想要做好預防勝於治療，良好的健康管理就是身體護理的唯一準則，秉持著專業、歸納解答、範例剖析、飲食建議等等，讓您有效預防及增強自我健康管理，針對正確觀念、預防調養、積極態度三大觀點來讓本書更加易懂實用，讓我們一同來認識心血管的預防與健康管理吧。

認識心血管疾病的隱形殺手

高血脂、高血壓……被經常掛在嘴邊，好像習以為常，小事一樁，很多人做了健檢，卻對報告上呈現警示紅字的血脂結果不以為意，事實上這種「尋常」的疾病卻有著致命的危險，每一〇〇個死亡人數中，就高達有二十七個人死於心血管疾病！

如果說心臟是人體的發電機，血管就好比導電管線，要讓心血管這個人體發電系統正常發電，首先得好好認識這個發電系統，知道心血管可能出現的「故障」問題，以及造成故障的原因，這樣才能有效維護這個人體發電系統，預防心血管疾病。

而預防心血管疾病，最好的方法莫過於平日好好保護我們的心血管，防範於未然。日常保養心血管最好的方法，莫過於良好的飲食、生活習慣與運動，再加上定期健檢，以確認心血管的保養維護良好。

對血脂肪、膽固醇、血壓，似乎都是大家極為熟悉的，但面對國人健康具有極大威脅的心血管疾病，卻仍有許多似是而非的觀念或傳言，因此，針對這些詢問度與疑惑度

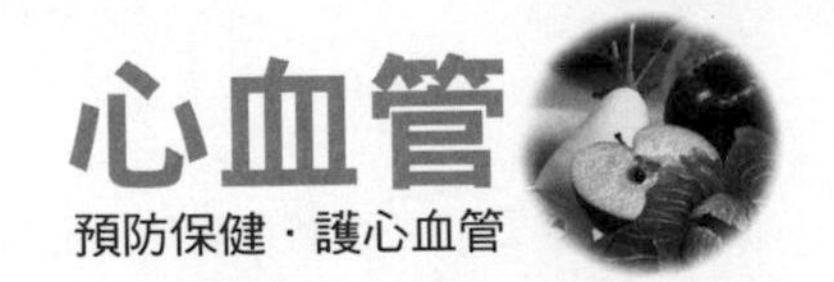

較高的問題，逐一整理在本書中，做個釐清與說明，讓讀者可以依照自己的需求，從中獲得正確的觀念、好的飲食生活習慣。

Contents

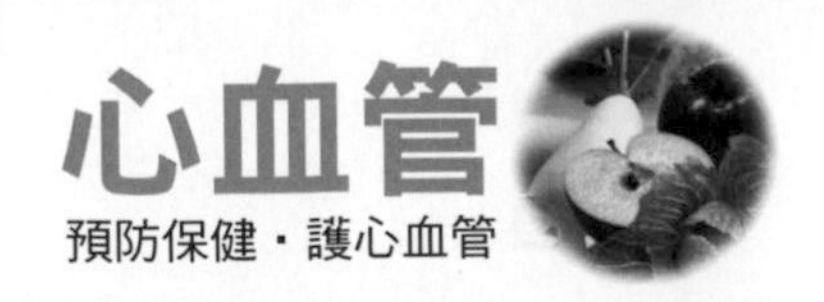

2 CHAPTER

3 CHAPTER

CHAPTER

CONTENTS 目錄

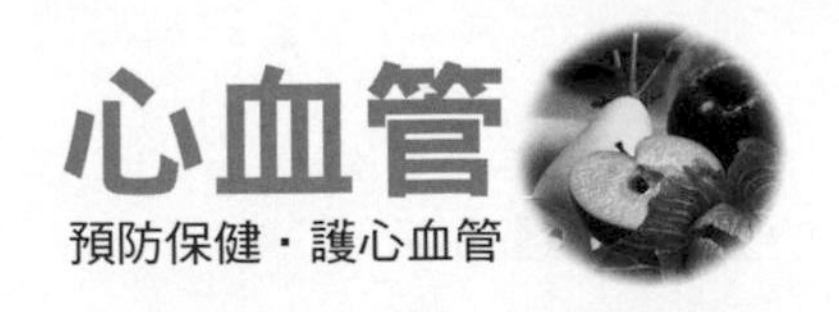

心血管

預防保健・護心血管

CONTENTS 目錄

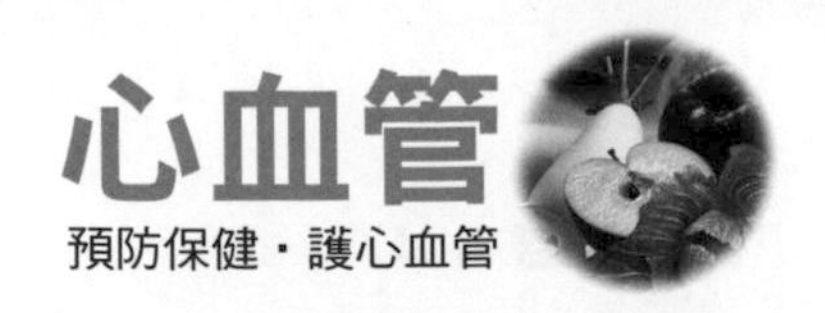

◆妨害心血管食物停看聽 153

CONTENTS 目錄

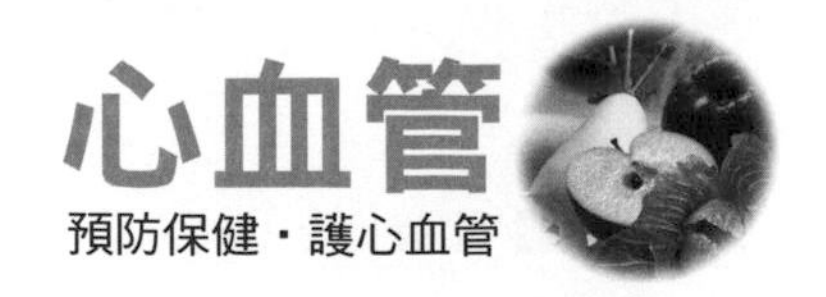

心血管

預防保健・護心血管

CONTENTS 目錄

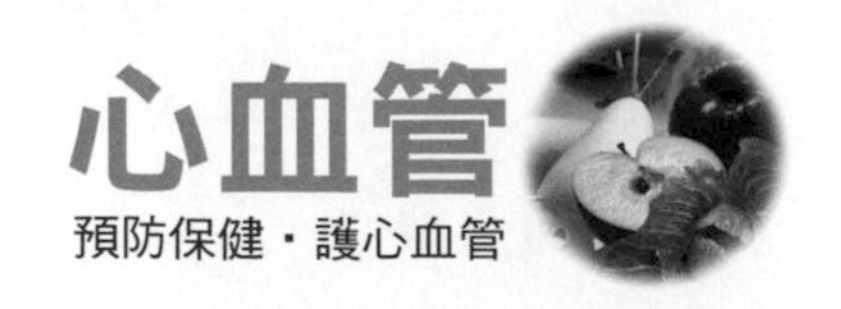

心血管

預防保健・護心血管

CONTENTS 目錄

心血管

預防保健・護心血管

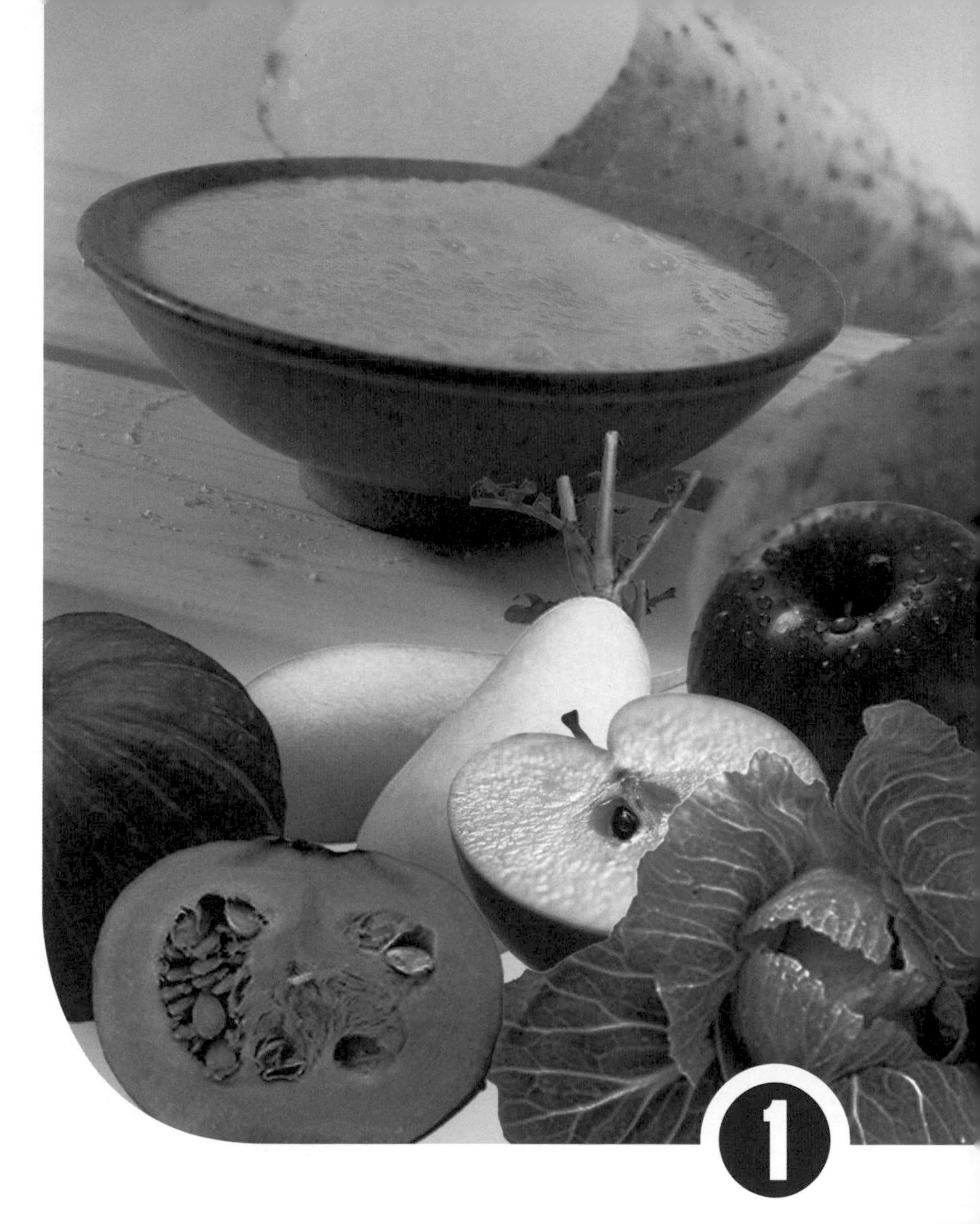

1

CHAPTER

心血管疾病的強大威脅

◆是不是下一個心血管疾病的候選人？測一下便知

在一般的健康檢查，與心血管相關的檢測項目被列入必檢名單中，那麼只要定時健檢，應該就可以放「心」了吧？事實上，健檢有定時，而人體的情況卻是時時變化，在兩次健檢之間，恐怕身體的健康狀態就已起了極大的變化。

要知道心臟血管健不健康，自己的身體最清楚，下面的問題可以幫助你在日常生活中時時留意，經常拿來檢視與提醒自己。

心血管小常識

血脂的檢查

＊要確知體內血脂的狀況，應做完整的膽固醇檢查，一般包括總膽固醇（TC）、高密度膽固醇（HDL）、低密度膽固醇（LDL）、三酸甘油酯（TG）等四個項目，如高密度膽固醇太低或低密度膽固醇太高，才能「對症下藥」，進行調養。

心血管健康度自我檢視

若你的情況符合下表的敘述，請打✓。

心血管健康度自我檢視表
□ 年紀超過 40 歲。
□ 有心血管疾病的家族病史。
□ 心跳過速（高於 100 次／分）或心跳過慢（低於 60 次／分）、心律不整。
□ 血壓過高（高於 160／90mmhg）或過低（100／60mmhg）。
□ BMI 值超過 24。
□ 男性腰圍大於 35.5 吋，女性腰圍大於 31.5 吋。
□ 肢體出現麻木、無力感，或指尖出現刺麻感。
□ 末梢冰冷、泛白。
□ 經常出現耳鳴狀況。
□ 不定時出現心悸。
□ 平均一天三餐有兩餐外食。
□ 有吃宵夜的習慣。
□ 每日的飲食可以沒有蔬菜，但絕對不可缺少肉類。
□ 很少吃水果，常常一周吃不到 3 次。
□ 愛吃蛋糕、餅乾等甜食點心。
□ 尤愛吃鹽酥雞、炸雞、雞排、薯條等油炸食物，或常吃雞心、豬肝、鵝肝等　內臟類食物。
□ 喜歡喝碳酸飲料、汽水、果汁等含糖飲料，即使沒有完全取代白開水，也占了七、八成以上。
□ 經常喝酒。
□ 有菸癮。
□ 少運動，每週運動量少於 3 次。
□ 經常睡眠不足，或失眠、睡眠品質不佳。
□ 生活作息紊亂，不時熬夜。
□ 長期工作或生活壓力大，經常性神經緊繃。
□ 上班沒事，一到假日就生病。
□ 容易疲倦、精神不佳。
共有　　個 ✓

以上勾選項目愈多，表示罹患心血管疾病的風險愈高！

◆檢視小說明

年齡

是無可抵抗的心血管疾病風險，有句話說：「人體老化就從血管開始。」而心血管乃至諸多疾病的發生正是從血管老化開始，一般說來，男性從三十五歲、女性從五〇歲，動脈便開始邁向老化、硬化之路。

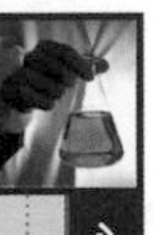

心血管小常識

動脈硬化女性晚於男性

＊動脈硬化的情況，女性比男性晚了許多，主要是雌激素（即女性荷爾蒙）的關係，幫助女性維持高密度膽固醇的濃度，維持低密度膽固醇的低含量，對動脈彈性有保護作用，但進入更年期以後，雌激素大幅縮減，連帶影響了體內高、低膽固醇的含量，使動脈開始老化、硬化。

心血管疾病的家族病史

家族成員中若有心血管疾病的患者，則個人罹患心血管疾病的機率也將高於一般人，且罹患率與家族成員的罹患人數成正比，換言之，家族罹患人數愈多，你的心血管疾病罹患率也愈高。

心跳

心跳次數，一般說來與脈搏次數是相同的，所以平日在家測量手脈搏即可，測量時，應確實將右手食指、中指、無名指併攏，緊貼於動脈搏動明顯之處，計算一分鐘的搏動次數，但若有心律不整狀況，心跳次數可能會高於脈搏次數。不同的年齡，脈搏次數也不盡相同：

年齡	脈搏次數（次／分）
0～1歲	120
2～3歲	110
5歲	100
10歲	80～90
成人	60～90

心血管小常識

與心跳有關的幾個數字

＊心跳次數，也就是脈搏次數，如上表；一天心跳約一〇萬次；一生平均心跳約二十五億次。

＊每心跳一次，也就是心臟每收縮一次，就可以打出八十至一〇〇cc的血液；一天約輸出約八百萬cc的血液，一生平均約打出二千億cc的血液。

血壓

血壓是心臟將血液打出時的衝擊力道形成的壓力，血壓值在心血管健檢時也是一個非常重要的診斷項目，血壓值會受動作狀態、情緒等隨時起伏變化，並非處在固定值，通常冬季血壓較高，夏季血壓較低；早晨起床前血壓最低，下午則升高。除了醫院、診所外，一般家庭也大多置有血壓計，可經常測量，測量前須先安靜休息五至十五分鐘。

血壓值分成收縮壓與舒張壓，根據衛生署公佈的最新標準：

血壓	正常值（mmhg）	高血壓前期（mmhg）	高血壓（mmhg）
收縮壓	120	120~139	140以上
舒張壓	80	80~89	90以上

心血管小常識

收縮壓與舒張壓

＊收縮壓是指心臟收縮時，用力將血液送出，血液流動衝擊與血管壁本身承受的壓力；舒張壓則是心

臟舒張時，送出血液的推力變小，血液流速減緩與血管壁本身承受的壓力，由於壓力減輕，所以舒張壓值較收縮壓值小。

BMI

BMI即身體質量指數，為目前計算標準體重的重要指標之一，計算公式為體重（公斤）／身高（公尺）^{2}。BMI值僅是輔助判斷心血管疾病的參考項目之一，有時候BMI值正常，仍可能患有心血管疾病。以下是衛生署所公佈之判定標準：

BMI值	體重情況
低於18.5	過輕
18.5～24	正常
24～27	過重
27～30	輕度肥胖
30～35	中度肥胖
高於35	重度肥胖

腰圍

肥胖是心血管疾病的高危險因子，各種量測體重、體脂肪的方法也成為檢測指標，而腰圍就是一項方便在家自我檢測的項目。世界衛生組織WHO也將心血管疾病的判定標準，改採腰圍粗細，以取代BMI指數。

WHO目前研擬的腰圍新標準：

地區&性別	腰圍（公分）
亞洲男性	85
亞洲女性	75
歐美男性	100
歐美女性	90
中東等上述以外地區男性	95
中東等上述以外地區女性	80

為了避免成為下一個心血管疾病的候選人，最好能每週做一次心血管健康度自我檢視表。

◆沉默殺手—心血管疾病

心血管疾病最可怕之處，在於很多沒有病徵的人，忽然發病，有高達百分之三十的死亡率。

心血管疾病之所以對人體健康造成強大威脅，主要由兩方面造成，一是心血管疾病形成的過程本身多半沒有症狀，二是個人對自己身體狀態的輕忽。

有「生活習慣病」之稱

對於心血管疾病，日本厚生勞動省（相當於國內的衛生署）曾將心血管疾病特稱為「生活習慣病」，因為這類疾病往往由不良的日常飲食與生活習慣長期累積所引發的，在不動聲色中逐步損蝕你的健康。

動物性脂肪攝取過剩、熱量過高、飲酒過量、抽菸成癮、新鮮蔬果攝取不足、不吃早餐、偏食導致營養失調、愛吃油炸類食物、愛喝飲料取代白開水解渴、運動不足……都是現代人普遍常見的不良飲食與生活習慣，也是造成生活習慣病—心血管疾病的兇手。

對健檢報告的輕忽

在心血管受損惡化、形成疾病的過程中，通常身體不會有什麼疼痛感，在例行性健檢報告上出現的總膽固醇（TC）、高密度膽固醇（HDL）、低密度膽固醇（LDL）、三酸甘油酯（TG）、尿酸（UA）、血糖（GLU）……等幾個數字，即使出現警戒紅字，若這時身體並無不適感，大多數的人頂多閃過「哦，要小心了」的念頭，隔天就不放在心上。

輕忽沉默殺手的後果

別以為動脈硬化、高血脂、高血壓等疾病不痛不癢，就是好相處的，一旦惡化到可能發生猝死的心臟疾病，就後悔莫及了，心血管疾病在國人十大死因榜單上盤據了好幾個名額，惡勢力不容小覷，前面也提過，與血脂、血壓等相關的健檢項目被普遍列入必檢名單，也反映出心血管疾病對國人健康的強大威脅。

日常生活中，對不良的飲食、作息不以為意，等於放縱這沉默殺手進門；面對健檢報告時，輕忽、置之不理，等於縱容沉默殺手坐大，暗殺健康。

自己的身體狀態，自己不關注重視，自身的健康，自己不捍衛，還能交給誰呢？

心血管小常識

老化，從心血管開始

＊人體的老化，從心臟血管開始，當心血管出問題，例如血液攜帶氧氣、養分的能力降低，就會使全身組織、器官因為得不到充足的氧氣與養分的供應，而影響機能運作，例如美國科學研究發現，大腦缺氧每小時相當於老化三．六年。

◆從數字看心血管疾病的健康殺手威力

如果你還對心血管疾病的惡勢力不以為意，下面幾個數據，將讓你膽戰心驚心血管疾病對健康的強大威脅。

與國人十大死因榜首癌症勢均力敵

面對心血管疾病與癌症，絕對是兩種天差地別的心情，若非得在這兩種疾病中擇

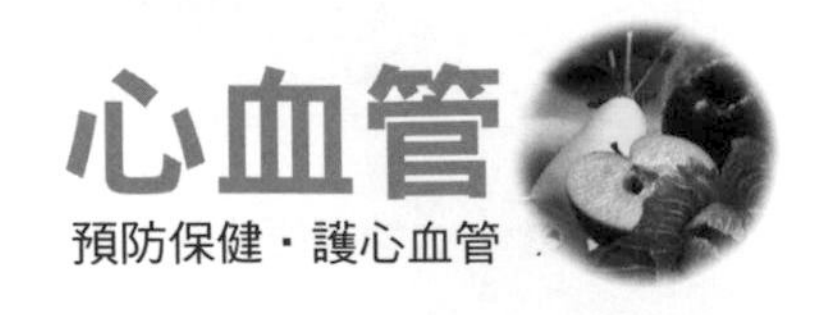

一，相信大家寧可醫生宣判的是前者。

可是，你知道嗎？蟬連國人十大死因榜首二十多年的癌症死亡人數，與死於心血管疾病的人數，幾乎是相等的。

一〇〇年國人死亡人數占率依序為：

❶惡性腫瘤占二八%；

❷心臟疾病占一〇・九%；

❸腦血管疾病占七・一%；

❹糖尿病占六・〇%；

❺肺炎占六・〇%；

❻事故傷害占四・四%；

❼慢性下呼吸道疾病占三・九%；

❽慢性肝病及肝硬化占三・四%；

❾高血壓性疾病占三・〇%；

民國一〇〇年的國人十大死亡原因簡表：

排名	死亡原因	死亡人數	每 10 萬人口 死亡率	死亡百分比%
1	惡性腫瘤	42,559	132.2	28.0
2	心臟疾病（高血壓性疾病除外）	16,513	47.9	10.9
3	腦血管疾病	10,823	31.3	7.1
4	糖尿病	9,081	26.9	6.0
5	肺炎	9,047	24.8	6.0
6	事故傷害	6,726	24.1	4.4
7	慢性下呼吸道疾病	5,984	16.2	3.9
8	慢性肝病及肝硬化	5,153	16.5	3.4
9	高血壓性疾病	4,368	12.9	3.0
10	腎炎、腎徵候群、腎性病變	1,977	12.6	2.9
	其他	37,145	116.8	24.4

⑩腎炎、腎病症候群及腎病變占二．九%。

從行政院衛生署公佈的國人十大死因統計數據來看，與心血管相關的疾病高踞第二名（心臟疾病）、第三名（腦血管疾病）、第九名（高血壓性疾病），再加上第四名的糖尿病，死亡百分比高達二七．〇%，與惡性腫瘤的死亡百分比二八．〇%相差不多，而高達二七．〇%的死亡百分比，此一數據所顯示的另一項意義是，平均每一百個死亡人數中，超過二十七人死於心血管疾病。

心血管疾病對國人健康所造成的威脅嚴重程度，由此可見一斑。

心血管疾病用藥量第一強

你可知道國人吃最多的藥是什麼嗎？

既然談的是心血管疾病，答案想必你也猜到了—正是心血管疾病用藥，高達所有用藥量的百分之二十，占了五分之一強，耗費醫療資源高達一九三億元！這種答案猜對了也沒什麼值得開心的，這表示台灣罹患心血管疾病的病患人數非常之多，更顯見心血管疾病的實際威脅力。

心血管疾病的流行率

據國民健康局調查統計，國人每四人中就有一人有高血脂症，但有百分之三十至四十的人不知道自己血脂異常。

每十人中就有一人膽固醇過高，僅六成的人知道自己有高膽固醇，而接受藥物治療的僅五成；每十人中就有一・六人有三酸甘油酯過高的問題，而知道自己有高三酸甘油酯的僅五成，接受藥物治療的更低於四成。

國內十五歲以上的人，約有四〇〇萬人罹患高血壓，平均將近每五個人就有一個患高血壓，知道自己患有高血壓的約六成多，而接受高血壓治療的僅五成。根據另一項統計發現，超過五〇歲以上的人，只要活得夠長，幾乎都會罹患高血壓。

至於理想的控制比率，在接受藥物治療的高膽固醇患者中僅六成；服藥的高三酸甘油酯患者不到一半達到理想控制的狀態；高血壓病患更不到三成的血壓獲得良好控制。

心血管疾病普遍「流行」，而控制率卻很低，難怪占國內死亡人數的比率如此之高。

全球的心血管病況

心血管疾病在全球的情況也令人憂心忡忡，世界衛生組織公佈全球死亡原因的榜首，就是心血管疾病，高膽固醇則進入危害人類健康十大危險因素名單之列，造成的死亡人數已超過中世紀人人恐懼的絕症黑死病。

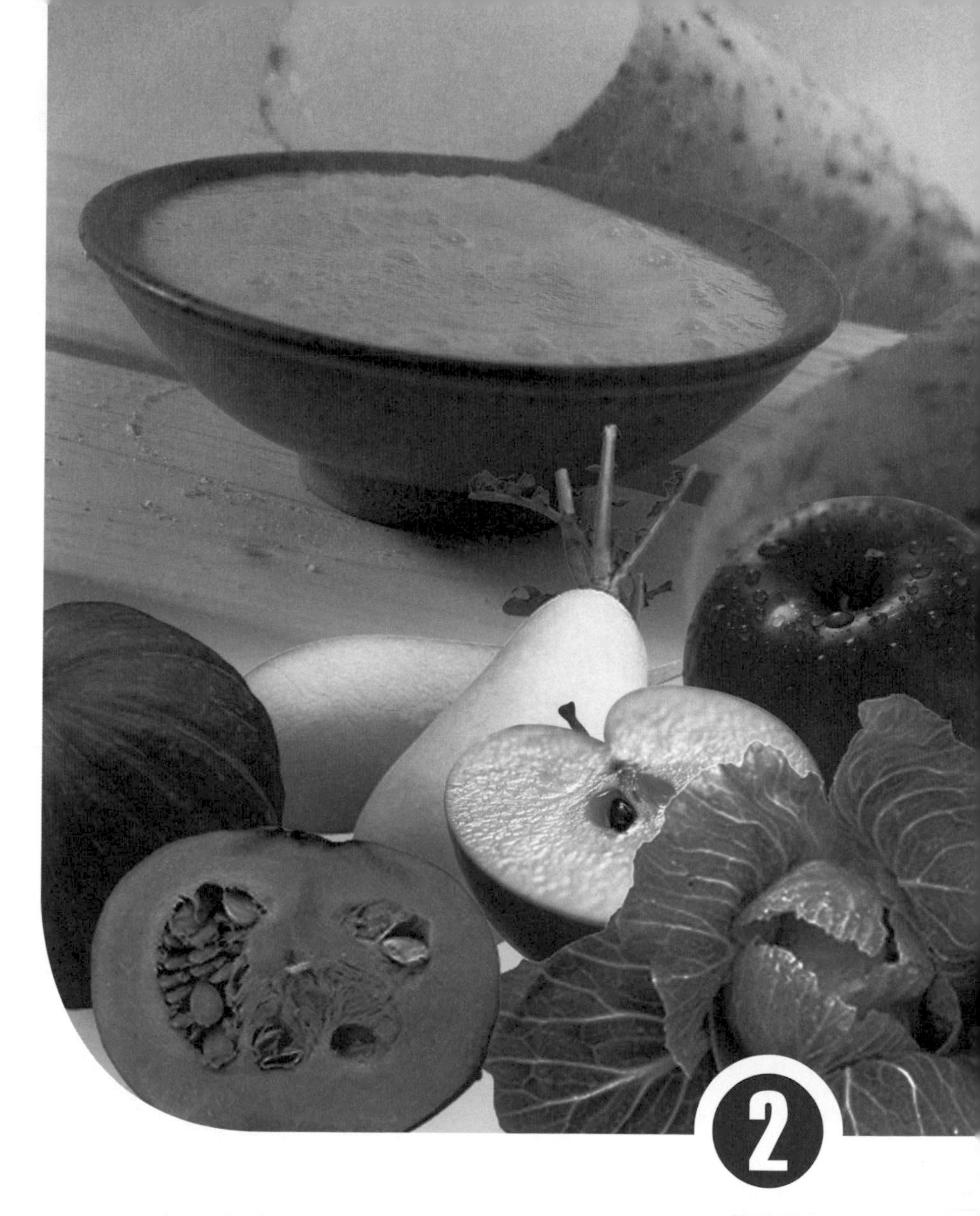

2

CHAPTER

心血管
是人體發電系統

◆認識心血管

首先介紹人體發電機─心臟，與人體的導電管線─血管，包括動脈、靜脈與微血管等的構造與功能。

人體發電機──心臟

心臟好比人體的發電機，若是心臟這個發電機無法供電，人體也將停止運作。

✦發電機位置・心臟在哪裡

心臟的位置，應該不會有人找不到吧？

我們常說把手放在心口，其實是放在胸腔中央偏左，左右兩肺之間，手心下感受到砰砰砰的有力跳動，就知道找對了。

這個砰砰聲就是心臟正在「發電」，把電力─血液傳送出去的聲音。

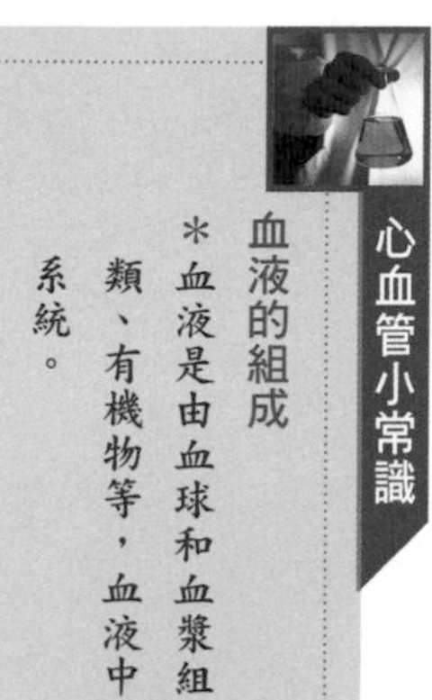

心血管小常識

血液的組成

＊血液是由血球和血漿組成的，血球包括紅血球、白血球與血小板，血漿則包括水、蛋白質、無機鹽類、有機物等，血液中的組成分子異常，會影響血液的正常與否，進而影響血液功能乃至於心血管系統。

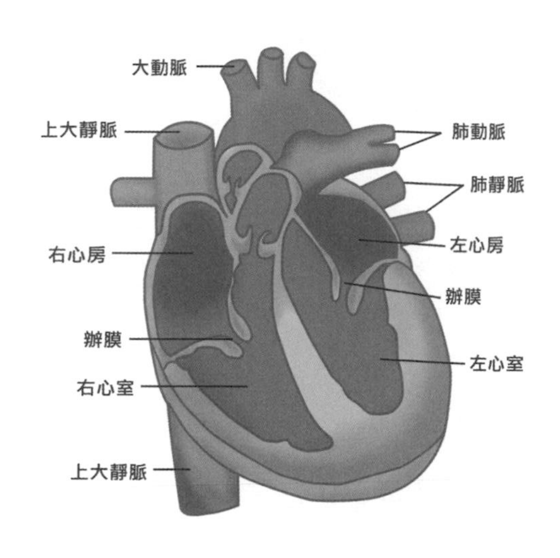

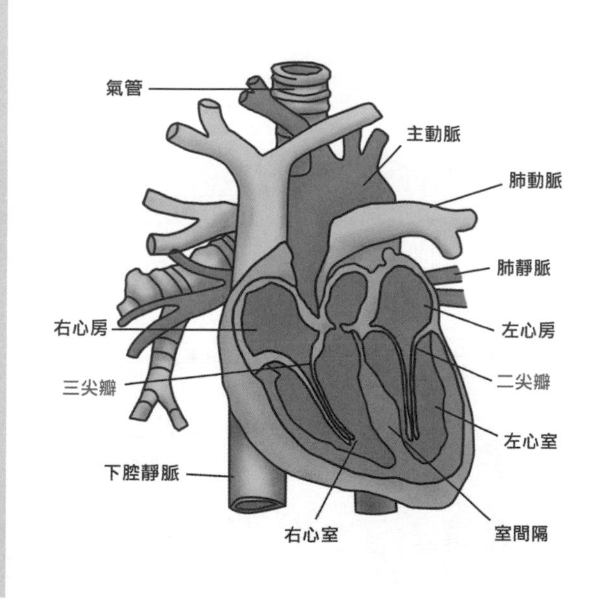

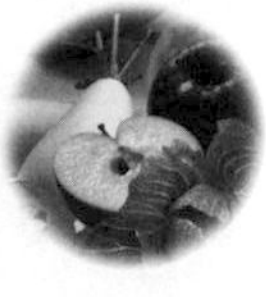

✦發電機構造・心臟長什麼模樣

心臟本身的主要「材質」，是由厚而有力的特殊肌肉所構成，形狀有如上窄、下寬的袋狀，相當於成人的拳頭大小，重量約二五〇至三五〇公克。

■ **心房與心室**：心臟分左右，左心與右心又分別分成「心房」與「心室」，一共四個腔室，上方兩個較小的空間，分別為「左心房」與「右心房」，下方兩個較大的空間，分別為「左心室」與「右心室」。

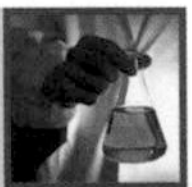

心血管小常識

心臟「左右」不通

＊左心房與右心房之間血液不能相互流通，左心室與右心室之間血液不能相互流通；心臟只能上下通，左心房與左心室之間，由瓣膜控制血液的流通，右心房與右心室之間，由瓣膜控制血液的流通。

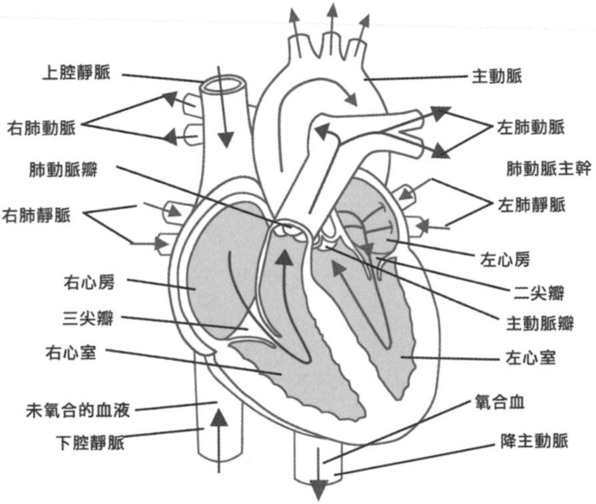

■ **連接心臟的血管：**連接左心房的是「肺靜脈」，連接右心房的是「大靜脈」，連接左心室的是「主動脈」，連接右心室的是「肺動脈」。至於供給心臟本身血液的血管，屬於主動脈的分支「冠狀動脈」，也分左右，左冠狀動脈連接心臟左前壁、側壁與部分後方；右冠狀動脈連接心臟右方與部分後方。

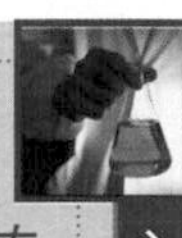

心血管小常識

左冠狀動脈

＊冠狀動脈不但分左右，左冠狀動脈又分為連結左前壁心臟的「左前降動脈」，以及連結側壁與部分後方心臟的「左迴旋動脈」

■ **瓣膜：**左心房與左心室之間，有「二尖瓣」（又稱僧帽瓣，因其形狀像僧侶帽而得名）；右心房與右心室之間，有「三尖瓣」；左心室與主動脈之間，有「主動脈瓣」；右心室與肺動脈之間，有「肺動脈瓣」。

■ **心囊與心內膜：**心臟的最外層包著一層「心囊」，又稱「心包膜」，可以保護心臟；心臟的最內層與血流接觸的膜，稱為「心內膜」。

人體導電管線——血管：動脈、靜脈、微血管

血管好比人體的電路管線，若電路障礙不通，人體無法獲得電力，也將停止運作。

✦動脈

動脈是輸送從心臟打出來血液的血管，承受著高壓力，愈接近心臟的動脈，承受的壓力愈高，例如由心臟打出來的血壓為一四〇的話，上手臂的動脈血壓可能是一二〇，到腳的血壓可能降為一一〇。

動脈有三層構造，由內而外依序是內膜、中膜、外膜：

■ **內膜**：包含內皮層。

■ **中膜**：又稱「肌肉層」，由肌纖維和彈性組

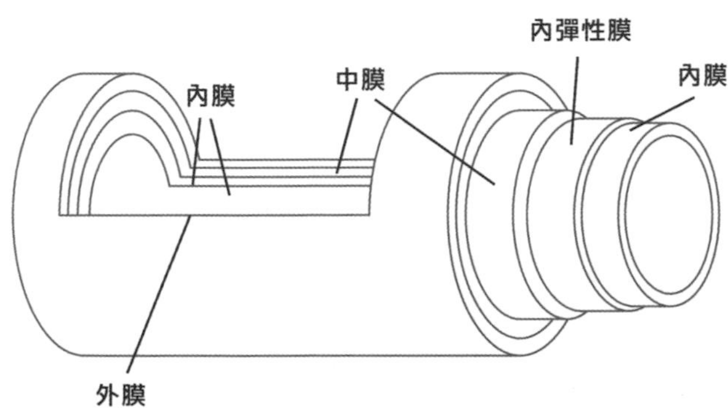

血管壁構造圖

織、平滑肌所組成，愈接近心臟的動脈，肌纖維較少，彈性組織較多；相反的，距離心臟較遠的動脈，肌纖維較多，彈性組織較少。動脈的肌肉層較厚，因此得以承受心臟打出血液時的強大壓力。

■ **外膜：**是結締組織層。

✦靜脈

靜脈是將血液輸送回心臟的血管，承受的壓力很小，人體內大部分的血液就在靜脈中。

靜脈的結構與動脈一樣，有內膜、中膜、外膜三層。靜脈的中膜肌肉層與外膜比動脈薄，不像動脈有那麼多肌肉組織，正好可以承受較小的血壓，而且靜脈擁有防止血液逆流的瓣膜。

✦微血管

微血管由單層的內皮細胞和基底膜組成，是最細微的血管，血流行經的流速也最慢。

別看微血管如此細微，這種血管佈滿全身的面積加總，相當於一座足球場那麼大。

人體發電系統的運作——心血管功能

認識了心血管的構造之後，不明白這個人體發電系統如何運作，還是無從預防心血管故障，因此，了解心血管的功能與運作是必要的。

✦體循環

簡單的說，血液從心臟輸送至全身的系統，稱為「體循環」或「大循環」。

體循環的進行，從心臟的左心室開始出發，強力收縮打出血液，主動脈瓣打開，血液便進入主動脈，循序流向腦部、內臟、手足等全身各部位器官的大小動脈、微血管，在此將從肺臟細胞而來的氧氣，以及從小腸吸收、肝臟分解代謝而來的營養傳遞給細胞，細胞則將二氧化碳等廢棄物遞入微血管，由血液循著上腔或下腔靜脈，帶回心臟的右心房。透過下圖會更簡單明瞭體循環的行徑路線。

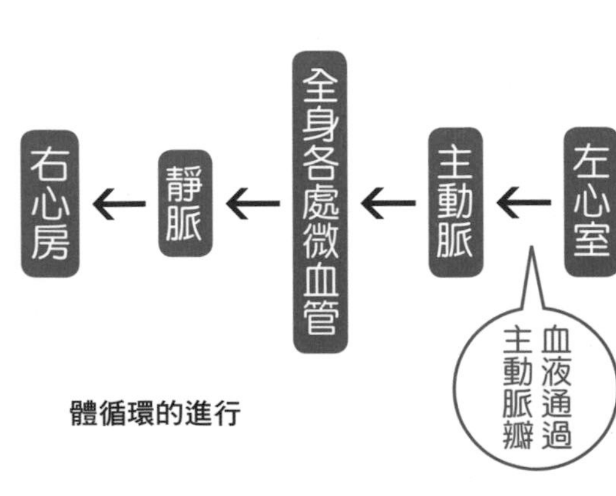

體循環的進行

✦肺循環

血液從心臟送往肺部的系統，即為「肺循環」，又稱「小循環」。

肺循環的路徑，則是從心臟的右心室開始，右心室收縮，肺動脈瓣開放，血液便進入肺動脈，再流入肺泡周圍的微血管，在這裡釋放廢棄的二氧化碳，並攜帶著新鮮的氧氣，循著肺靜脈，回到心臟的左心房。

下面的肺循環簡易圖示，會更清楚血液在肺循環的路徑。

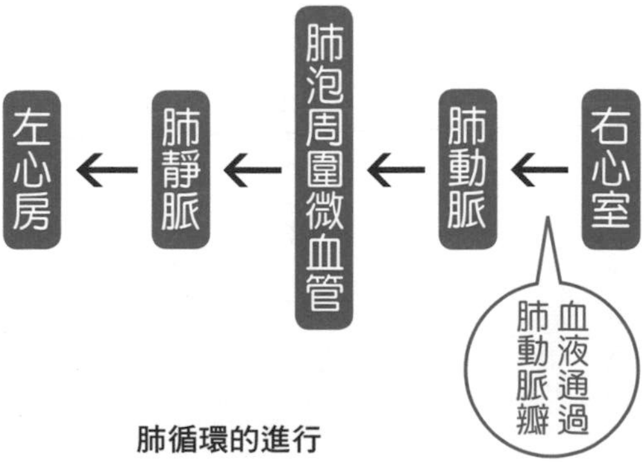

右心室 ← 肺動脈 ← 肺泡周圍微血管 ← 肺靜脈 ← 左心房

血液通過肺動脈瓣

肺循環的進行

心血管小常識

體循環與肺循環並非各自獨立

＊體循環與肺循環並非各自獨立、毫不相關的血液循環路線，走完體循環路線的血液，帶著二氧化碳回到右心房，然後通過三尖瓣，流入右心室，進入肺循環路線，換取氧氣回到左心房，再通過二尖瓣，進入左心室，又是體循環的開始。體循環與肺循環兩者合成一個完整的血液循環系統，全身血液循環的時間，不過短短數十秒。

心血管

預防保健・護心血管

✦心臟功能

將心臟比喻成人體發電機，正點出了心臟在人體所扮演的角色，是體循環加上肺循環此一血液循環系統的中樞，比二十四小時營業的超商還要辛勞，超商還可以因為裝修暫時打烊，心臟一旦「打烊」超過三分鐘，細胞無法獲得維持生命運作所必須的氧氣與養分，人體也會跟著「打烊」，生命便宣告結束了。

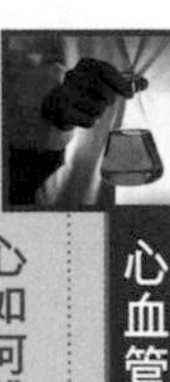

心血管小常識

心如何跳動？

＊心臟透過砰砰的跳動，才能強力將血液送出，這個收縮跳動，是由位在右心房後上方的結締組織「竇房結」所主導，發出電流，刺激心臟肌肉收縮，以便心臟將血液打出，進行血液循環，正常情況下，心跳會受到自主神經系統、情緒、運動、年齡、運動、藥物、食物、菸酒等影響。

✦血管功能

血管，簡言之，就是血液的通路，負責調控管制血液流動速率與血壓，人體電路管線的比喻，也同樣點出了血管的主要功能，猶如發電機發出的電力，必須透過電路管線傳輸，從心臟打出的血液也得透過血管輸送。

血管中所運送的，主要是氧氣、營養、二氧化碳、廢棄物，除此之外，還包括內分泌荷爾蒙、免疫物質如白血球等。

■ **動脈功能：**動脈是將血液從心臟送至全身各處的電路管線，這條輸送管線運載著從肺部吸入的新鮮氧氣，以及從消化道吸收來的養分。

■ **靜脈功能：**靜脈則是負責將血液從全身各處送回心臟的電路管線，類似清潔隊的工作，沿途將各器官組織代謝的廢棄物收齊，帶回心臟。

■ **微血管功能：**微血管管壁薄、流速緩慢的特點，方便血液與細胞交換傳遞物質，血液透過微血管細胞膜將養分、氧氣送給細胞，而細胞則將廢棄物、二氧化碳等交給血液帶走。

心血管小常識

血液的功能

＊血液的主要功能有三大類：

❶ 運輸功能，血液在人體循環時，會將氧氣、養分、水分等運送至全身各組織器官，並將二氧化

碳、代謝廢物從組織器官中運回並去除，還會運送荷爾蒙與其他分泌物等。
❷維持體溫、滲透壓與酸鹼恆定。
❸防禦功能，透過運送免疫系統的吞噬細胞，進行免疫作用，並發揮凝血功能以止血。

✦瓣膜功能

在小小一顆心臟裡，就有二尖瓣、三尖瓣、主動脈瓣、肺動脈瓣等瓣膜，這些瓣膜透過收縮、擴張的力道，進行開關閉合的守門工作，藉以維持血液的流向，避免血液逆流的情況發生。

- 心房收縮時，瓣膜打開，以便血液流入心室。
- 心室收縮時，瓣膜關上，避免血液逆流。

◆心血管疾病

心血管疾病，是心臟疾病和血管疾病的總稱，血管出問題，不但會引發血管疾病，也與心臟疾病的發生有關，下面介紹幾種常見的心血管疾病。

動脈硬化

嚴格說來，動脈硬化不算真正的疾病，而是指動脈血管壁變厚、變硬、失去柔軟彈性，內膜纖維化的狀態，這種狀態是變化性的，有機會轉好，也可能惡化。

✦動脈是怎麼硬化的

動脈血管之所以會增厚、硬化，主要與脂肪的沉澱有關。

體內脂肪中的高密度脂蛋白膽固醇（HDL），會將多餘的膽固醇送到肝臟代謝，而低密度脂蛋白膽固醇（LDL）則從肝臟運送至各末梢細胞，而造成動脈硬化的兇手正是LDL。

血中的LDL過量聚集在動脈血管內膜，一旦被氧化變性，會遭免疫系統的巨噬細胞吞噬，刺激內皮細胞分泌黏液物質，在血管壁沉積，逐漸使內膜發炎、腫厚，血管不但愈

病例

大鵬是個年紀才三十多歲的年輕人，從事業務工作，這半年來經常頭暈、胸悶、下肢水腫，不時把開完會的客戶要求都給忘了，上個月公司安排例行性的健康檢查，醫師建議他到醫院進一步診斷，才發現他患有動脈硬化，甚至已經造成腎動脈狹窄而導致腎衰竭現象。

來愈狹窄，血管壁也愈來愈硬，血液不能暢通流動，這就是粥狀動脈硬化的形成。

在動脈粥狀硬化初期，血管受損的狀況是可逆性的，若妥善休養治療，可以逆轉惡化程度，否則放任惡化，就會逐步邁向心肌梗塞、狹心症或中風等疾病。

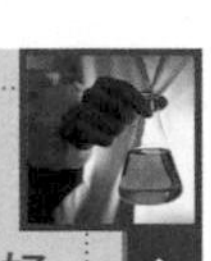

心血管小常識

好膽固醇與壞膽固醇

＊膽固醇有好、有壞，簡單的區分就是對人體好的就是好膽固醇，即高密度脂蛋白膽固醇；對人體不好的就是壞膽固醇，一般是指低密度脂蛋白膽固醇，有些說法將極低密度脂蛋白膽固醇、三酸甘油酯也包括進去。

✦動脈硬化的因素

促使動脈硬化發生的主要原因有：

■年齡，其實，動脈血管打從出生之後就開始硬化，加上其他致病因素的影響，加速動脈硬化症狀出現的時間，一般而言，從三、四十歲開始，症狀就逐漸出現了。

- 遺傳，家族有心血管病史的人，比一般人更容易發生動脈硬化。
- 飲食，動脈硬化與膽固醇關係密切，因此攝取過多LDL，而HDL過少的飲食內容與習慣，也是極大的影響因素。
- 過度疲勞。
- 情緒緊繃不安。
- 壓力過大，以上三項與心理狀態有關。
- 抽菸，菸中的尼古丁、一氧化碳等成分會引發複雜的生理效應，提高動脈硬化的機率。
- 其他疾病，包括高血脂症、高血壓症、糖尿病、肥胖等，都可能促進動脈硬化的發生。

✦動脈硬化的症狀

動脈硬化無法從一開始就發現，是因為硬化初期並不會有明顯的自覺症狀，往往要等超過四分之三的血管管徑被阻塞之後，才會出現症狀，許多心血管疾病就是在不知不覺中惡化成形，這也是「沉默殺手」得名的由來。根據動脈硬化發生的部位，會出現不同的症狀，持續惡化則會造成更嚴重的疾病：

發生部位	症狀	可能惡化的病症
腦部	頭暈、記憶力減退	可能惡化成腦梗塞、腦出血
心臟	心肌缺氧	可能惡化成狹心症、心肌梗塞
腎臟	影響體內廢棄物隨尿液排泄的功能	可能惡化成尿毒症
下肢	腿部疼痛無法走動	可能惡化成下肢壞疽
眼部	眼球底部血管脆弱易出血	可能惡化成失明

前面的病例，就是動脈硬化發生在腎臟，引發的嚴重病症。

高血脂症

病例

看過劉小姐的人都會稱讚她天生麗質，怎麼吃都不會胖，身材窈窕的她是個舞蹈老師，習慣在下課後吃她最愛的小吃焢肉飯，再配一碗豬血湯。前陣子跟朋友一道去醫院做健康檢查，沒想到看似纖瘦的她，血脂肪過高，血中總膽固醇高達三〇〇 mg/dl，嚇得她趕緊戒掉愛吃的焢肉飯！

你的血「油不油」？「油滋滋」的高血脂症，可是與其他心血管疾病關係相當密切的喔！

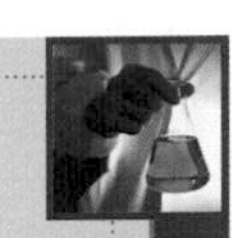

心血管小常識

低血脂

＊有高就有低，低血脂大多是由營養不良所引起的，也可能是遺傳或其他代謝疾病所致，往往伴隨著低血壓、低血糖。低血脂很少見，由營養不良引起的，可利用飲食調養。

✦血脂高一點，有那麼嚴重嗎？

血脂就是俗稱的「血油」，也就是血液中的脂肪，高血脂症即是指血液中膽固醇與三酸甘油酯含量過高、異常而出現的症狀，也是造成動脈硬化的主兇！所以你說，血「油」一點，血脂高一點，嚴不嚴重？

心血管小常識

血脂怎樣算高呢？

＊只要下列其中一項以上過高，就是高血脂：

- 血液中的總膽固醇含量（TC）超過二〇〇 mg/dl。
- 低密度脂蛋白膽固醇含量（LDL）高於一三〇 mg/dl。
- 三酸甘油酯含量（TG）高於一五〇 mg/dl。

此外，高密度脂蛋白膽固醇含量（HDL）低於四〇 mg/dl，也算血脂異常。

✦造成高血脂症的因素

導致高血脂症的高危險因素有：

■飲食，高脂肪、高膽固醇、高糖分、高熱量的飲食習慣與內容，絕大部分的高血脂症，是由於脂肪攝取過多的飲食因素所造成的。

■菸癮，菸中的尼古丁會使血液黏稠，脂肪不易代謝。

■酗酒，過量的酒精會大大增加熱量，同時使血中的三酸甘油酯增加。

■遺傳，有心血管相關的家族病史者，患有高血脂症的機率較一般人高，會影響膽固醇的合成與代謝能力，特稱為「原發性高血脂症」，其特徵為三酸甘油酯含量高。

■體內脂肪代謝異常，此因素所造成的高血脂症患者，往往也有肥胖問題。

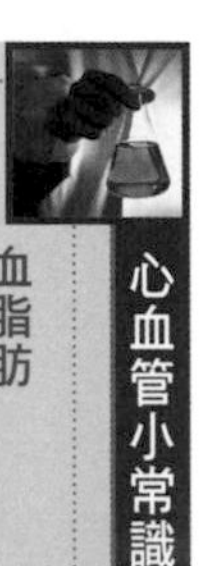

心血管小常識

血脂肪

＊人體血液中所含的脂肪，不僅膽固醇、三酸甘油酯，還包括磷脂質與其他游離脂肪酸，不過，就一般所說的，主要還是指膽固醇與三酸甘油酯。

✦高血脂症的症狀

大部分的高血脂症是沒有明顯症狀的，通常只有在例行的健康檢查，或身體出現異狀之後才知道患有高血脂症，不過，等到身體有異狀時，往往已經很嚴重了。

- 頸部僵硬。
- 頭暈。
- 皮膚出現黃褐色瘤或黃斑瘤。
- 眼底出現視網膜病變。
- 胰臟發炎。
- 肥胖。

心血管小常識

高血脂症的分類

＊高血脂症有多種分類方式，下面採壞膽固醇升高的種類來做簡易分類：

❶高膽固醇血症，僅膽固醇值升高。

❷高三酸甘油酯血症，僅三酸甘油酯值升高。

❸混合型高血脂症，包括膽固醇、三酸甘油酯值皆升高。

高血壓症

高血壓是一種慢性的生活習慣病，一旦收縮壓超過一四〇〇mmhg，舒張壓超過九〇mmhg，便罹患高血壓了。

✦造成高血壓的因素

發生高血壓的因素主要為：

■ 遺傳，有家族遺傳病史的人罹患率高於一般人。
■ 飲食習慣，口味偏好重鹹、愛吃加工或醃漬食品、少吃蔬果、經常外食。
■ 菸癮。
■ 酗酒。
■ 長期壓力大。
■ 容易緊張或情緒起伏過大，也容易造成血壓變化。
■ 睡眠品質不佳，如前述老吳的病例。

病例

有高血壓、高血脂病史的老吳，這回因為睡眠品質很差，半夜睡覺打呼超大聲，妻子受不了，逼他去睡眠門診求診，進行多項睡眠生理檢查，才發現每小時呼吸中止的次數高達七〇次，而睡眠呼吸中止使得心跳變慢，交感神經興奮，血壓升高，難怪高血壓一直控制得不是很好。

■季節或溫度變化，冬天或氣溫驟冷，會使血管收縮，影響血液流量，進而影響血壓變化。

■疾病，包括心血管疾病、腎上腺病變或內分泌異常等，都可能造成高血壓症。

■懷孕，多半發生在懷孕後期，因胎盤生長所分泌的物質，影響血壓升高所致。

心血管小常識

高血壓的種類

＊高血壓分為以下兩類：

・原發性高血壓，高達九成左右的高血壓症屬於此類，確切的致病原因仍不明，但與上述的前七項因素有關，無法根治，只能長期治療控制，避免失控、惡化。

・續發性高血壓，大多由後兩項因素造成，只要去除病因或手術治療，便可恢復正常。

✧高血壓的症狀

一般高血壓初期不大容易發現，除非是出現以下症狀，不過，這些症狀往往不易與其他疾病的症狀明顯區別：

- ■頭暈。
- ■頭痛。
- ■眼花。
- ■耳鳴。
- ■臉部潮紅。
- ■頸部僵硬。
- ■四肢麻木或無力。
- ■呼吸困難。
- ■喘。
- ■噁心。
- ■嘔吐。

心肌梗塞的症狀

心肌梗塞是指冠狀動脈硬化、變窄，產生血栓阻塞血流，使心

病例

四十五歲的陳先生有中年人常見的中廣身材，失業在家好一陣子，心情沮喪，原本的菸癮更大了，每天至少抽掉二包菸，整天窩在家裡沙發翻報紙，有一天頭痛，上腹部疼痛，喘不過氣來，經家人緊急送醫急診，才知是心肌梗塞發作。

肌細胞長時間無法獲得足夠的血液氧氣的供應，造成心肌逐漸壞死，缺血和缺氧的時間愈久，心肌細胞缺血性壞死的數量就愈多，心肌梗塞的程度就愈嚴重，甚至可能造成永久性的傷害。

一般所謂的心臟病發作，正確的醫學名稱就是心肌梗塞。

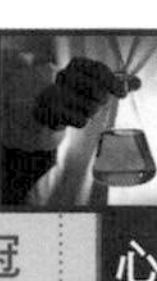

心血管小常識

冠狀動脈心臟病

*簡稱「冠心病」，是指冠狀動脈因脂肪囤積，形成粥樣斑塊，損害血管壁，使之硬化、窄化，影響血液的流通，增加動脈血管堵塞的機會，所引發的心臟疾病，心絞痛與心肌梗塞等都屬於冠狀動脈心臟病。冠狀動脈是僅次於腦動脈容易發生動脈硬化的血管。

✦造成心肌梗塞的因素

心肌梗塞既然與冠狀動脈息息相關，會導致動脈硬化的危險因子，相同的也會是造成心肌梗塞的因素：

- 年齡，超過四、五十歲以上的男性，與已屆更年期女性，冠狀動脈隨年齡老化，因而容易發生心肌梗塞。
- 遺傳，尤其是有親人因心臟病猝死或發生腦中風的家族病史。
- 有三高問題，也就是高血脂、高血壓、高血糖。
- 飲食。
- 菸癮。
- 缺乏運動。
- 過度疲勞。
- 睡眠不足或睡眠障礙。
- 壓力大或情緒不佳。
- 肥胖。

✦心肌梗塞的症狀

發生心肌梗塞的症狀如下，前五項是一般常見症狀（不包括休克），若出現的症狀還包括後面四項，以及休克，很有可能是急性心肌梗塞：

■劇烈疼痛，疼痛範圍從胸前、下巴至後背部，持續痛超過三〇分鐘，且休息也無法解除疼痛。

■頭暈。

■冒冷汗。

■呼吸困難，甚至休克。

■虛弱無力。

■四肢冰冷。

■臉色蒼白。

■噁心。

■嘔吐。

動脈開始硬化時，並沒有明顯自覺症狀，卻可能引發急性心肌梗塞。據統計，大部分的急性心肌梗塞病患，其動脈血管約百分之五十至百分之七十阻塞，甚至還有小於百分之五十的，這樣的動脈阻塞程度，在發生急性心肌梗塞之前，病患並未發現身體有何異狀。

而且，第一次病發的症狀與第二次不盡相同，往往因此誤判，延誤了緊急送醫的時間。

這也就不難理解國內外的研究發現，有五成的心肌梗塞病患直到發作時，才第一次知道自己患有心臟病。

心血管小常識

心肌梗塞有什麼好怕？

＊心肌梗塞之所以可怕，在於它可能發生猝死的危險，就美國國內的統計，每年有五〇萬人發生急性心肌梗塞，有五成的人死亡，其中有四分之一從來沒有胸痛等症狀疾病史。

心絞痛

由於冠狀動脈硬化，血管變狹窄，使得心肌的供血量不足，連帶影響供氧量不足，加重心臟負荷，引發胸部的悶痛不適，這便是心絞痛，又稱為「狹心症」。

✦造成心絞痛的因素

心絞痛與心肌梗塞一樣，都是由於冠狀動脈硬化所引起的心臟疾病，因此造成其發病的危險因素也大致相同：

- 年齡老大，冠狀動脈會隨著年齡老化，易發生心肌梗塞，四、五十歲以上的中老年人特別要注意。
- 遺傳，有心臟疾病或冠狀動脈相關疾病的家族病史者，風險遠高於一般人。
- 有高血脂、高血壓、高血糖等三高問題。
- 飲食，少纖維、高脂肪、高膽固醇、高熱量等飲食內容。
- 菸癮。
- 缺乏運動。
- 過度疲勞。
- 睡眠不足或睡眠障礙。
- 壓力大。
- 情緒不佳或起伏大。
- 肥胖。

病例

周小姐是個長坐辦公室的行政人員，平日也不愛運動，經常有靜脈曲張的問題，她也不甚留意，直到前陣子肩臂出現異常疼痛，才驚覺不對勁，去骨科、神經科求診也找不出原因，最後轉到心臟科才診出竟是動脈阻塞引發的心絞痛。

心血管小常識

什麼情況易誘發心絞痛？

＊心絞痛特別容易在天氣驟冷、情緒起伏變化大、壓力大、扛或提重物、排便、抽菸、飯後、運動、逆風行走、走上坡、泡澡等情況下發作。

✦心絞痛的症狀

心絞痛發作時的常見症狀有：

■壓迫感。

■灼熱感。

■沉重感。

■悶痛感，並非銳利的刺痛感。

■呼吸困難，甚至有窒息感。

以上症狀主要出現在胸部，也可能擴大到左肩、左手臂內側、下顎等，症狀一般持續三至一〇分鐘左右，通常休息可獲得緩解。

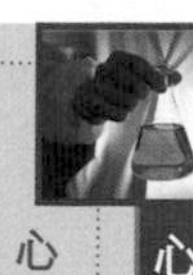

心血管小常識

心絞痛的類型

＊心絞痛的類型主要有下面三種：

❶穩定型心絞痛，為最常見的類型。

❷不穩定型心絞痛，發生心肌梗塞與因而死亡的機率較高。

❸變異型心絞痛，多半在休息時發作，且通常發生在女性身上。

此外，還有夜間型心絞痛、平躺型心絞痛、頑固型心絞痛等。

✦心絞痛與心肌梗塞哪裡不一樣

心絞痛與心肌梗塞都是因為冠狀動脈硬化、變狹窄，使心臟缺血所引發的心臟病，所以又有「冠狀動脈心臟病」、「缺血性心臟病」的通稱，因此兩者非常相似，那該怎麼區分呢？下面的表格讓你一目了然兩者的差異：

冠心病類別	心絞痛	心肌梗塞
缺氧原因	・可能是血管收縮、狹窄，使供氧量減少。 ・也可能是工作或運動等活動時，心臟負荷增大，使心肌的需氧量增加。	冠狀動脈硬化、變窄，發生血栓，堵塞血流，使心肌細胞無法獲得足夠的氧氣，長期下來，心肌逐漸壞死。

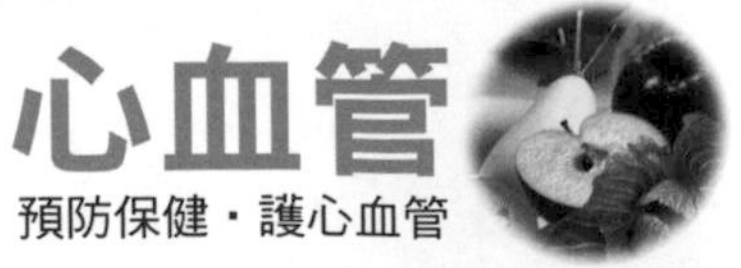

冠心病類別	心絞痛	心肌梗塞
疼痛狀態	胸部悶痛、壓迫，逐漸加重痛感與疼痛範圍。	劇烈胸痛、呼吸困難、盜汗，疼痛範圍也會擴大。
疼痛時間	持續約一〇分鐘。	持續時間較長
緩解方法	休息或舌下含硝化甘油可獲改善。	須消解血栓，多採血栓溶解劑，或心導管氣球擴張術來緩解。
危險程度	本身危險性較低，但容易演變成心肌梗塞。	有猝死的危險，在發病的最初十二小時最危險。

心血管小常識

心絞痛有什麼好怕？

＊心絞痛雖然沒有直接致命的危險，但若不予妥善治療處理，接下來就是心肌壞死，導致有致命性危險的心肌梗塞、心律不整、心因性休克、心臟衰竭等併發症。

心律不整

心律不整，一般是指不規律的心跳，或是心臟不正常的快速或慢速跳動。因此，心律不整與心跳速度有關，那麼怎樣才算正常的心跳速度呢？一般人安靜時，每分鐘心跳六〇至一〇〇次的範圍內都算正常。

不過，單以心跳速度來判定是否心律不整，未必完全準確，還得視個人心跳有無不適感。

病例

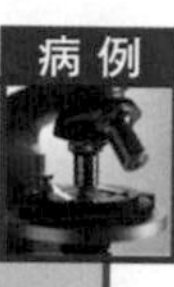

一位蘇姓中年婦女沒有家族心臟病史，平日也不菸不酒，上週去游泳池使用三溫暖烤箱出來，在更衣室昏倒，她不以為意，還自嘲在游泳池中暑，前兩天去爬山，出現嚴重胸悶，幾乎喘不過氣來，同行友人送醫，診斷出有心律不整的問題。

✦造成心律不整的因素

國內引發心律不整的因素較多元，主要為情緒、飲食與疾病等方面，而歐美則超過九成與冠狀動脈心臟病有關：

- 情緒緊繃、焦慮不安。
- 抽菸。

■酒精。

■茶、咖啡等飲料。

■疾病，心臟本身的病變，或甲狀腺機能亢進、低血糖、呼吸系統等其他疾病，都可能引起心律不整。

■藥物，藥物服用過量，或藥物副作用所引發，如支氣管擴張器（氣喘用藥）、毛地黃（心臟用藥）、安非他命等。

心血管小常識

心律不整的類型

*心律不整大致分為以下四種類型：

❶心跳不規律：是指心跳速率雖在正常範圍內，卻不規律，包括心房或心室早期收縮。

❷心跳過快：包括陣發性心室上心率過速、心室心率過速、心房纖維顫動、心房顫動等。

❸心跳過慢：包括竇房結病變症候群、房室傳導阻滯、心房纖維顫動併發心率過緩等。

❹猝死：包括心室顫動、心室心搏過速等。

✦心律不整的症狀

既然叫「心律不整」，主要症狀就是下面的第一項，此外，大多無明顯症狀，也有些人可能出現第二項以下的症狀：

- 心跳異常、不規律。
- 心悸。
- 胸悶或胸痛。
- 呼吸困難。
- 虛弱無力。
- 噁心。
- 頭暈。
- 昏倒。

一般人聽到心律不整往往緊張過度，其實，心律不整通常是沒有什麼危險性，不過，少數還是可能出現猝死的危險。

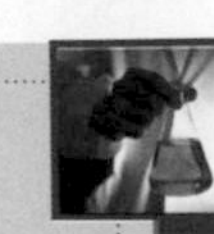

心血管小常識

心悸與心律不整有關係嗎？

＊心悸是指出現心跳很快、心跳不規律，或心跳雖正常但心臟悶提著，好像要跳上喉嚨等感覺，這樣看來與心律不整很相近，其實，心悸並非一種心臟疾病，而是心律不整的症狀之一，而心律不整則是醫學診斷名詞。

心臟衰竭

心臟的負荷量，不足以應付身體的活動，無法提供身體各器官組織所需的充足血液時，就造成心臟衰竭。心臟衰竭可說是所有心臟疾病發展到死亡終站前的最後一站，所有心臟病的末期就是心臟衰竭。

✦造成心臟衰竭的因素

年齡與心臟病變本身兩項是造成心臟衰竭最主要的原因：

病例

沒有任何心臟病史的羅太太，日前因甲狀腺機能亢進引發急性心臟衰竭，緊急送醫急救，到醫院時出現喘不過氣、心律不整、低血壓等症狀，在病發之前並無症狀，僅前兩天出現微微的心悸，不料竟爆發心臟衰竭！

■年齡，年齡老大的本身，就是心臟衰竭的原因之一，隨著年齡的增長，心臟也會逐漸退化。

■酗酒。

■疾病，包括心臟本身的病變，如心絞痛、心肌梗塞、心律不整等，以及其他如甲狀腺機能亢進、惡性高血壓、長期貧血、洗腎病患動靜脈瘻管、紅斑性狼瘡、惡性腫瘤轉移等疾病。

■藥物，如治療癌症用藥等，也包括古柯鹼等毒品。

✦心臟衰竭的症狀

以下是心臟衰竭的常見症狀，不過，在心臟衰竭初期不嚴重時，未必會有明顯症狀：

■胸悶。

■喘。

■咳，咳嗽有痰，尤其出現夜間咳嗽。

■水腫，出現在肢體或肺部。

■小便量減少。
■呼吸短促或困難。
■疲倦。
■食慾不振。

◆萬萬不可的心血管危害力

從前面的心血管疾病介紹，可以發現引發種種心血管疾病的危險因素，重複性很高，除了遺傳、年齡等無可避免、無可抗拒的因素之外，看看其他的致病原因，可以說心血管疾病根本是自己造成的！

要想預防或改善心血管疾病，就得戒除或改善這些心血管的危害力，否則就是在扼殺自己的心血管。

抽菸

前面提到的心血管疾病致病因素，抽菸一項幾乎通通有份，據調查研究發現，有菸癮的人，的確比一般人更容易罹患心血管疾病。

抽菸有害，人人都知道，單是抽一根短短的菸就產生超過兩百種以上的有害物質，你可知道確實有多少害處嗎？數算一下抽菸的害處，光是對心血管的危害就有以下罪狀，即使只是二手菸，危害力也不容小覷：

- 菸中所含的尼古丁，容易促使心血管收縮而致使心肌的供氧量不足，血壓上升，心跳加快或心律不整等。
- 尼古丁還會使血液中膽固醇、三酸甘油酯、脂肪酸等游離，使血脂肪濃度急速上升。
- 香菸中的一氧化碳，會使血液攜氧量降低，使原本就因血管阻塞或痙攣而造成的血管缺氧情況，更形嚴重。
- 菸內含有焦油、碳氫化合物等致癌的毒性化學物質，容易引發心臟血管硬化病變，還使得支氣管癌、肺癌、胃潰瘍等的罹患率大大升高。
- 抽菸的人死於心臟病發作的機率，比一般非抽菸者高出二至四倍。

病例

魏先生是個有二〇多年菸癮的老菸槍，近日來清晨起床後，經常發生幾分鐘的胸悶、胸痛，他不以為意，想說忍一忍就沒事了，沒想到日前胸痛更嚴重，倒地直冒冷汗，被家屬緊急送醫，到院時出現呼吸急促、血壓偏低，並且陷入昏迷，醫師發現是嚴重的心肌缺氧與心肌梗塞引起的，緊急進行搶救。

- ■五十五歲的抽菸女性，比同齡的抽菸男性更容易造成心臟病發。
- ■至於冠狀動脈相關疾病的罹患率，抽菸的成年男性比非抽菸的成年男性高出七成。
- ■動脈硬化的速度與抽菸的量成正比。
- ■抽菸會促進體內的凝血作用，幫助動脈血管斑塊的形成與附著，從而導致心臟病發。

由此可見，抽菸對心血管的危害有多大！上述病例中的魏先生，就是抽菸抽到心血管痙攣，差點發生猝死。

幸好這種情況是可以扭轉的，研究發現，戒菸不到一年，就可使冠狀動脈心臟疾病的風險降低一半，戒菸兩年以上，心血管疾病的罹患風險更大幅降低，甚至與不抽菸的人一樣。即使你有菸癮，是長年無菸不可的老菸槍，只要開始戒菸，何時都不嫌晚！

膽固醇、脂肪與心血管的三角「鏈」

抽菸的危害力，還比不上膽固醇、脂肪來得「根本」──膽固醇、脂肪堪稱是引發心血管疾病的罪魁禍首、首席殺手！

✦膽固醇的「潛」威力

膽固醇、脂肪之所以如此「危險」，在於它的「潛移默化」—它不像抽菸會使身體產生明顯好惡感覺，膽固醇與脂肪存在於日常飲食中，剛吃下去身體不會有什麼明顯反應，事實上很多時候，這些飽含膽固醇、脂肪的食物美味可口、非常受歡迎，但它的危險就在日積月累、不知不覺間形成。

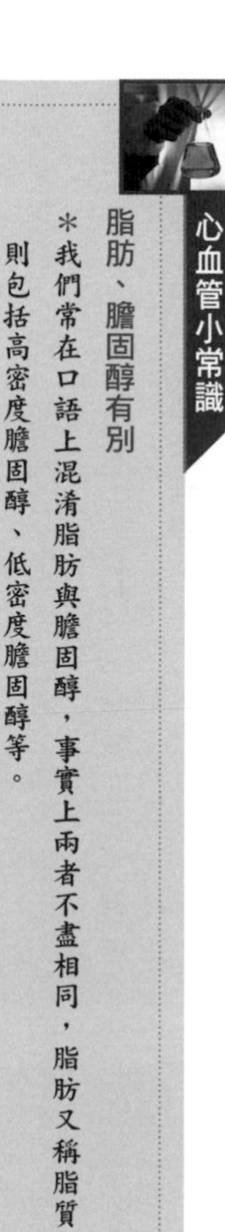

心血管小常識

脂肪、膽固醇有別

*我們常在口語上混淆脂肪與膽固醇，事實上兩者不盡相同，脂肪又稱脂質，成份微脂肪酸。膽固醇則包括高密度膽固醇、低密度膽固醇等。

✦膽固醇對心血管的危害力

早期，膽固醇對心血管的危害，被認為猶如鐵鏽堵塞水管一樣，在血管內形成斑塊，堵塞動脈血管，後來才發現這個推論太小看了膽固醇。

膽固醇不僅自身會形成斑塊，其中低密度脂蛋白膽固醇（LDL）還會主動進犯動脈血管壁，刺激免疫系統啟動，釋放作戰軍力白血球與其他免疫物質分泌，並在受侵犯的血管壁處聚集沾黏，增大血管壁的斑塊，使之脹起，長期下來，血管逐漸變狹窄，血液流動受阻，一旦受衝擊而出現裂縫，變成血塊，就可能使心血管阻塞，逐步引發心絞痛、心肌梗塞、中風等要命病變。

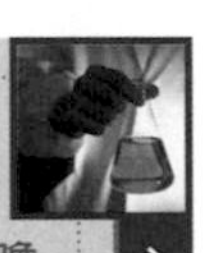

心血管小常識

膽固醇的生理功能

*膽固醇廣泛分布於人體內，包括大腦、神經組織、皮膚、腎臟、脾臟、肝臟、膽汁等處，膽固醇並非只有壞處，其實它有多種生理功能，如參與細胞膜的形成，膽汁酸、維生素D、某些激素合成的原料，參與神經傳導，激素代謝（如腎上腺皮質素、性激素）等。

✦吃錯脂肪食物，膽固醇UP UP

人體內的膽固醇有兩個來源：

一、是由肝臟合成製造。

二、是從含脂肪食物中攝取而來。認真說來，會提高體內膽固醇含量、危害心血管的脂肪食物，是含飽和脂肪酸的食物，主要是肉類，以及少數的植物油如椰子油、棕櫚油等。

雖然部分的膽固醇由人體自行製造，但其製造原料主要還是來自於脂肪食物中的飽和脂肪酸，因此，飲食對體內膽固醇含量的影響是非常大的。

心血管小常識

脂肪酸的種類

＊脂肪酸是構成脂肪的基本單位，也是決定油脂品質的關鍵，分成以下三類：

- 飽和脂肪酸：不易氧化，攝取過多會增加血膽固醇，主要存在於肉類、蛋、奶類等動物性食物中，而椰子油、棕櫚油等植物性油脂是例外。
- 單元不飽和脂肪酸：可降低體內膽固醇，可從橄欖油、芥花油、苦茶油等植物油中攝食。

• 多元不飽和脂肪酸：可降低體內膽固醇，包括omega-3脂肪酸、omega-6脂肪酸 等人體無法製造的必需脂肪酸，須從魚油以及亞麻籽油、芝麻油、葵花油等植物油中攝取，但容易氧化，易產生與老化、癌症有關的自由基。

✦動脈硬化並非突如其來

對人們來說，動脈硬化的發生總是毫無徵兆的突然降臨，令人措手不及，但事實上，動脈硬化並非一朝一夕的突發病症，而是長期過量攝取脂肪食物，膽固醇在體內日積月累，才逐漸形成動脈硬化，然後再持續積累惡化才會導致更嚴重的心臟血管疾病。

因此，要預防心血管疾病的降臨，首先得從日常生活中提防、留意脂肪、膽固醇含量高的飲食，避免攝取過量。

心血管小常識

反式脂肪酸

*雖然屬於不飽和脂肪酸，但由於經過「氫化」處理，有別於一般天然油脂的「順式」結構，而以「反式」結構存在，好處是能讓油更耐高溫、不易變質、延長保存期限，並增加口感，壞處則是使

壞膽固醇增加，好膽固醇減少，這種脂肪酸可能出現在起酥油、人造牛油、沙拉醬、餅乾、蛋糕等。

心血管疾病彼此間的惡性牽絆

一加一，團結力量大，疾病之間的關係也是如此，尤其是心血管疾病彼此間的牽連與關係，更是非同小可，容易更形惡化疾病的速度或程度。

✦互為因果的心血管疾病

我們都知道膽固醇之所以令人懼怕，是因為它是造成心血管疾病的元兇。

事實上，單是膽固醇本身並不易傷害血管，因為在正常情況下，它不易進入健康的血管壁內，不過，血管若是遭受高血壓或高血糖的衝擊致使內皮細胞受損，當流通於血管的LDL膽固醇行經內皮細胞受損的血管壁處，就會突破「封鎖線」進入血管壁內造亂，這時又受到氧化，就展開了血管壁發炎、沉積、動脈硬化之路。

這就是在前面介紹動脈硬化疾病中，提到造成動脈硬化的因素，包括肥胖、糖尿病、高血脂、高血壓等心血管疾病，都可能促進動脈硬化發生的機轉，而血中膽固醇含量增加的高血脂，又會反過來使供應心臟氧氣與養分的冠狀動脈更易硬化，甚至惡化引發心絞痛或心肌梗塞等冠狀動脈心臟病。

心血管疾病就是如此惡性循環，使病情惡化。

✦一加一大於二的威脅

高血壓、高血脂、各種心臟病等心血管疾病單一來看，即使有些病症較輕微，不過，如果同時患有兩種以上的心血管疾病，會使風險大幅上升，例如高血壓與高血脂同時存在時，會加速動脈硬化的進行，促使心肌梗塞等心臟疾病併發。

因此，一旦單一心血管疾病發生，千萬要控制好，以免兩病齊發，加速惡化或爆發更多併發症。

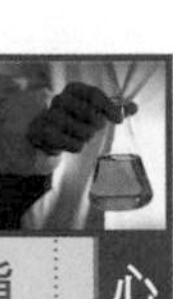

心血管小常識

脂蛋白

*膽固醇不溶於水，無法直接讓血液運送，於是利用脂肪酸與蛋白質將膽固醇包起來，形成脂蛋白，以便在血液中運送。脂蛋白除了運送各種膽固醇之外，還有其他作用，例如作為酵素等。若脂蛋白合成出問題，便會使肝細胞內的脂肪囤積。

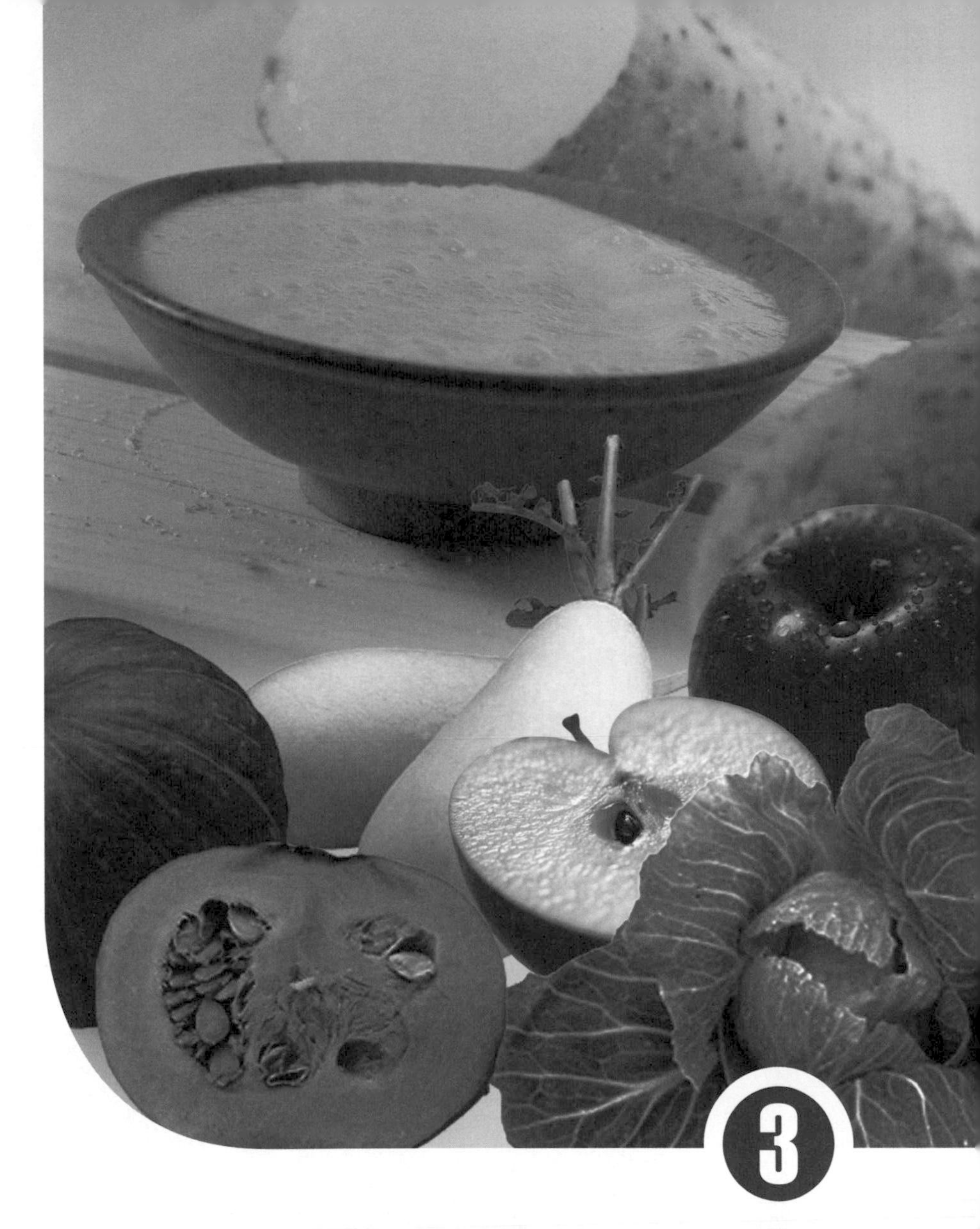

3

CHAPTER

心血管疾病最好的預防與保健調養

◆心血管的日常保養

心血管的日常保養，除了飲食之外，應落實在每日的生活習慣與運動上。

生活好習慣

心血管疾病可說是生活習慣病，可想而知，與生活習慣的關係有多密切！

✦作息規律

生活作息不規律，經常熬夜，過度疲勞，身體得不到足夠的休息，為了支撐身體活動，交感神經會持續處於亢奮狀態來應付，這時會使心跳加速，血管收縮，長期下來，心臟疲乏，可能造成心律不整或心臟衰竭等心血管疾病。

因此，避免心血管疾病發生的首要生活習慣，就是作息規律正常。

✦睡眠充足

睡眠，能使身體與精神都獲得休息，消除身心疲勞與壓力，使心血管獲得良好的保健效果。睡眠時間規律，連帶的會使得前項的生活作息也規律。

睡眠除了重視時間規律且充足之外，還要講究睡眠品質，才能獲得最佳的精神與身體狀態。而要想擁有良好的睡眠品質，得做到睡眠時間規律，並且找出最適合自己的睡眠時段，人的生理時鐘是隨著大自然運轉的，所以一般人最適合的睡眠時段多在夜晚。

心血管小常識

睡眠過多過少，都不利心血管

＊醫學研究發現，睡眠不足六小時或睡過多的人，膽固醇、血壓值都偏高，肥胖的機率大增，心血管疾病的罹患率也升高；睡眠適中，也就是睡七至八小時的人，上述症狀減少四成五。

✦適度舒壓、穩定情緒

不僅緊張、不安、焦慮、恐懼、悲傷、生氣等負面情緒與壓力，對心血管有害，過度興奮，情緒大起大落，也會使血壓猛然竄升，心跳過速，導致高血壓或心臟病發等心血管疾病。英國的研究發現，中老年的男性若是生悶氣，而未適度表達或抒發，罹患心臟疾病的機率比善於情緒管理的男性要高出七成。

所以，要維護心血管健康，一定要重視情緒管理，若有負面情緒與壓力，一定要找到適當的方法抒發、排解，會比經常「火山爆發」或當個陰沉的「悶火山」要來得好。

✦正常規律的排便習慣

有習慣性便秘問題的人一定有這樣的經驗，在廁所努力蹲，好不容易等到了便意，卻怎麼也無法順利排便，於是使出全力，使得臉部脹紅、腦部充血，你可知道，這樣的動作有多危險？

如同上述的病例，當你全身繃緊用力時，會使腹部、乃至全身肌肉的壓力增加，血壓升高，促使血流往肌肉組織少的頭頸部位衝，造成腦部血管堵塞或出血的危險。

✦保暖很重要

別當冬天一來就手冷、腳冷、渾身冷顫顫的「冰」人，免得心血管也跟著「急凍」起來，因為寒冷會影響交感神經活動，促使血

病例

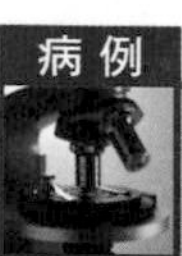

日前發生一名患有先天性心臟病的十五歲國中女生，已出現腎上血管栓塞症狀，於家中排便時過度用力，昏了過去，家屬緊急送醫救治，雖然恢復了，但心臟收縮功能縮減一半。

管收縮，血壓升高，血液流動的速度加快，以維持體溫避免持續下降。

血壓驟升，使得血管急劇收縮，容易引發心絞痛、心肌梗塞等心臟病發作。要留意季節變換，氣溫變化，注意保暖，像上述王先生突發的心肌梗塞狀況是可以避免的。

病例

五十八歲的王先生，平日有晨間運動的習慣，去年初冬一個氣溫驟降的早晨，出門前感到有點涼，但自恃身體一向健朗，沒有多加件衣服就出門運動，沒想到慢跑到一半，忽然冷汗直冒，胸口劇烈疼痛，呼吸困難，經路人緊急送醫，才知竟是心肌梗塞發作。

飲食「心」計畫

吃對食物，可以維護甚至搶救心血管；吃錯食物，卻可能讓你的心血管生病，正是所謂「成也食物，敗也食物」，日常飲食不可不慎。

✦控制脂肪、膽固醇的攝取

前面提過，脂肪、膽固醇是造成心臟血管疾病的罪魁禍首，偏偏人體許多機能都需要靠膽固醇、脂肪來完成，所以務必要「適量」，一般人按照行政院衛生署所提供的飲食建議攝取量來攝取即可，至於已罹患心血管疾病的患者，則最好能夠諮詢醫師、營養師的建議來進食。

✦多吃植物性植物

植物性食物，包括各種新鮮蔬菜、水果、五穀雜糧、堅果種子豆類食物等，含有豐富的維生素、礦物質、植化素與膳食纖維，提供多方面保護心臟血管的效果。

✦均衡、多樣飲食最重要

日常攝取食物中，有些含有使膽固醇、脂肪增加的成分，有些則含有減少膽固醇、脂肪的成分，若不甚清楚哪些食物具有升或降膽固醇的作用，或嫌吃飯用餐還得計算膽固醇升降與熱量，那麼，均衡飲食是最好也最簡單的方法。

均衡的飲食，同時也是多樣化的飲食，每日建議最好能攝足六大類食物，不要偏食，這樣就可均衡營養，避免從單一食物中攝取過量脂肪、膽固醇。

下圖是參考行政院衛生署公佈的成人每日飲食建議，所製作的表格，以供參考。

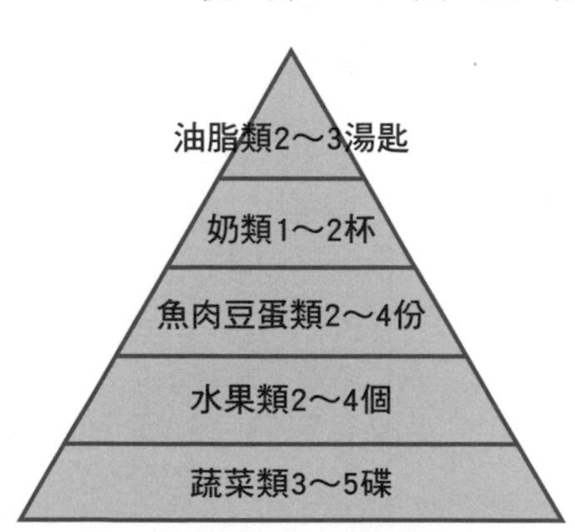

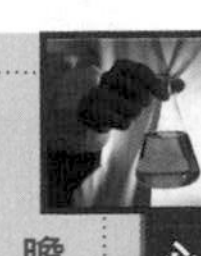

心血管小常識

膽固醇、熱量的計算

＊其實要預防心血管疾病，除了要控管攝食的脂肪、膽固醇含量之外，醣類、熱量也會間接造成血脂肪增加，行政院衛生署的「食品資訊網」提供了一個計算程式，只要點選你吃下的食品分類、項目與重量，就可以幫你計算出熱量、膽固醇與其他營養素含量，可上http://food.doh.gov.tw/DRIS/nutrition.php查詢。

運動「強心計」

大家都說運動好，運動對心血管究竟有什麼好處，心血管疾病患者有沒有運動禁忌，該怎麼運動最好，下面一一列舉。

✦運動對心血管有何好處

適度的運動，對心血管有許多好處：

- 可以維護心臟的負荷力，增強心臟機能，避免衰退。
- 能調節血管的收縮力，有助於維持血壓正常。

- 可促進血液循環，避免血管被血栓堵塞。
- 能使低密度脂蛋白膽固醇、三酸甘油酯以及總膽固醇濃度降低，並使高密度脂蛋白膽固醇濃度升高，前提是，必須配合飲食、生活習慣等才能獲得改善。
- 穩定並降低平常的心跳速率。
- 維持血糖的穩定。
- 增加氧氣的吸收。
- 改善憂鬱等負面情緒，減輕壓力。

✦怎麼運動最好

對一般人來說，最好每天運動，然而實際的情況是，忙碌的現代人普遍缺乏運動，因此，建議每週應運動三至五次，每次運動時間持續二〇至六〇分鐘。對於心臟血管疾病患者，則有以下建議：

建議項目	說明
禁止運動名單	不穩定型與頻發型心絞痛、急性心肌梗塞的患者，由於心臟血管處於不穩定狀態，心肌缺氧，恐有突發性致命危險，除此之外，一般心血管疾病患者都可以選擇適合的運動。

採漸進式運動	應遵循醫護人員的指導，採取適度、漸進式的運動，視自身情況，可逐漸加重負荷量。
測量脈搏	・運動前後，最好都能量一下脈搏並做紀錄，以便掌握自己身體狀態，若有異狀也易及早發現。 ・在第一次進行新的運動項目時，測量脈搏，確保身體的耐受度。
暖身運動	在運動之前與之後，皆須進行至少五分鐘以上的暖身運動。
理想的運動時間	・最好在飯後二小時之後。 ・氣溫劇烈變化，尤其是突然變寒冷時，最好暫時少運動為妙。
運動項目	避免過度用力或憋氣運動，如舉重等，只要適度、身體不勉強、無不適異狀，並採漸進式運動，並無特別限制。
不宜運動的身體狀態	・身體過度疲憊、感冒期間或其他身體不適時，不要過度逞強，勉強運動。 ・運動時，若出現心律不整、心慌、胸痛、呼吸困難、臉色蒼白、心跳速率超過平常二〇次以上，應停止運動，並請醫師檢查。

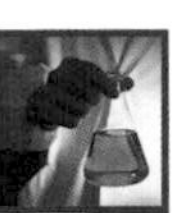

心血管小常識

運動強度怎麼掌握？

＊有益心血管健康的運動強度，可利用下面公式來掌握：

❶先利用年齡來推算最大心跳估計值，公式為：二二〇—年齡＝最大心跳率（次／分鐘）。

❷再利用最大心跳率，公式為：最大心跳率（次／分鐘）×運動強度六〇至九〇％＝最低至最高達成心跳率（次／分鐘）。

定期心血管健康檢查

定期的健康檢查，是維護心血管健康的必要措施，有助於掌握自己的心血管狀態，及時發現心血管病變，下面分一般基本檢查與進階檢查來介紹。

✦一般檢查

■ **聽診&量脈搏：**在看診間即可進行的看診、聽診、觸診，包括測量脈搏與血壓，聽診器聽心跳規律與否、心音的情況、查看氣色、肢體有無水腫、肢體是否冰冷、腹部脹大、頸靜脈有無脹起等項目。

■ **抽血檢查：**抽血檢查，是檢視心血管健康與否最基本且最重要的檢查（見下頁）。

✦進階檢查

進階檢查其實就是儀器檢查，一般不脫以下的檢查項目：

■ **心電圖檢查：**心電圖是測量心臟電波，雖然採用儀器進行檢查，不過它算是心臟疾病診治中最基本的檢查項目之一，可評估心臟缺氧或心肌細胞是否受損、心律不整、心臟肥大等心臟結構功能異常與否。檢查費時約一分鐘，視病情與需要做檢查。

抽血檢查，是檢視心血管健康與否最基本且最重要的檢查：

檢查類別	檢查項目	正常值	檢查意義
血脂肪檢查	低密度脂蛋白膽固醇（LDL）	≦ 130mg/dl	評估是否有血脂異常、動脈硬化，有無併發高血壓、糖尿病，或心肌梗塞等心血管疾病。
	高密度脂蛋白膽固醇（HDL）	≧ 40mg/dl	
	三酸甘油酯（TG）	≦ 150mg/dl	
	總膽固醇（T-CHOL）	≦ 200mg/dl	
血液檢查	白血球（WBC）	4000 ～ 10000 個 /ul	・評估是否罹患白血病、貧血、心肌梗塞或細菌感染，確認身體造血功能、血液凝固等機能正常與否。 ・嚴重貧血者，可能引發心臟衰竭。
	紅血球（RBC）	男性 380 萬～ 600 萬個 /mm3 女性 380 萬～ 550 萬個 /mm3	
	血色素（HGB）	男性 12 ～ 18g/dl 女性 11.5 ～ 18g/dl	
	紅血球容積比（HCT）	男性 36 ～ 50% 女性 34 ～ 47%	
	血小板（PLT）	15 萬～ 45 萬 /ul	
	平均紅血球血紅素濃度（MCHC）	32 ～ 36g/dl	
腎功能檢查	尿酸（UA）	男性 3.5 ～ 8mg/dl 女性 2.4 ～ 6mg/dl	愈來愈多研究顯示，尿酸與動脈硬化、血管栓塞有關。
肝功能檢查	GOT	10 ～ 40U/L	・ GOT 雖屬肝功能檢查，不過，近來發現心肌梗塞患者的 GOT 值呈現短暫升高的現象。 ・部分心臟衰竭患者會造成肝腫脹，致使 GOT 值上升，因此列入心血管檢查項目之一。
新陳代謝檢查	空腹血糖（GLU）	70 ～ 100mg/dl	糖尿病患罹患心血管疾病的機率非常高，所以也一併列入檢查。

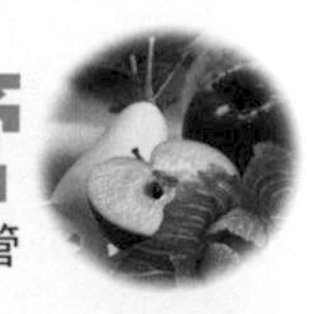

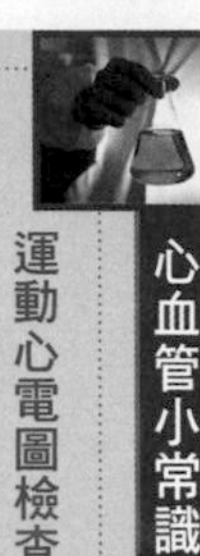

心血管小常識

運動心電圖檢查

*運動心電圖檢查是心電圖的延伸，進行檢測時，站立於跑步機上走路或慢跑，藉由身體體能負荷的增加，取得運動時的心電圖與心跳、血壓紀錄，因此又稱「運動耐受力試驗」，可評估心臟、冠狀動脈疾病與其嚴重程度。

■ **胸部X光檢查：**胸部X光檢查也是診斷心臟、腹部結構功能的基本檢查項目，可觀察心臟有無變形、移位、肥大、衰竭等情況，並與肺部疾病做區別，為心臟病變的初步診斷依據。進行X光照射檢查前，須更換檢查專用衣物，並剝除身上佩帶的金屬物品，以免干擾X光照射而造成誤判。

■ **心臟超音波：**心臟超音波與前兩項一樣，皆屬非侵入性檢查，能快速有效地提供正確的心臟結構功能相關資料，包括心臟大小、心室有無擴大，以及血液流量、流速、流向等心臟的活動狀態，與冠狀動脈是否變狹窄、心臟瓣膜有無缺損等。進行心臟超音波檢查時，躺在床上，保持平靜，在胸前的心臟部位先塗上潤滑劑，再利用超音波探頭進行掃描檢查。

心血管小常識

心臟超音波的種類

＊隨著醫療科技的推進，發展出多種心臟超音波儀器，包括一D、二D、三D空間超音波、杜卜樂超音波、彩色超音波等，各有各的功能，主要不脫上述的範圍。此外，這些心臟超音波有檢查的死角區域，必要時，會增加食道超音波檢查，以便完整評估診斷心臟血管狀態。

■ **心導管檢查：**心臟導管檢查通常用於手術前的評估與手術後的觀察，以及冠心病、心律不整、心臟瓣膜、先天性心臟病等心臟疾病診斷與治療，檢查內容包括各心房心室極大血管的血液含氧量、測量心輸出量、心臟結構與壓力變化等。心臟導管檢查屬於侵入性檢查，也可運用在治療上，在檢查前需禁食6至8小時，在穿刺部位給予局部麻醉注射後，從動脈或靜脈刺入小管子，進入左心、右心或冠狀動脈，這項檢查潛在的危險性很低，檢查費時約二〇分鐘到一小時。

■ **核子醫學檢查：**主要用於檢查心臟結構功能，確定心肌缺氧或梗塞的範圍、左右心室收縮功能，作為輔助、補強一般靜止或運動心電圖檢查的診斷。若有服用心臟病藥物，進行檢查當天須暫停服用；在檢查時，須先將身上過緊或金屬的佩帶飾品卸除；並且須由靜脈注射、口服或吸入低劑量的放射性物質與血管擴張劑。

■ **核磁共振：**核磁共振又稱「磁振造影」，在心血管健檢中很少採用此項檢查，多半用於診斷心包膜炎的鈣化程度與受損範圍、血管造影診斷週邊動脈有無阻塞，其他還用於先天性心臟病、主動脈剝離等的輔助診斷工具。

■ **正子斷層掃描：**心臟正子斷層掃描的普及率低，主要用於診斷心臟冠狀動脈有無阻塞、缺氧等現象，可評估心臟組織功能，讓心血管疾病及早現形。進行掃描前，須在靜脈注射特殊藥物。

■ **64切冠狀動脈心臟電腦斷層攝影：**64切電腦斷層攝影也是非侵入性的檢查方式，速度快又安全，能對週邊血管、主動脈、頸動脈、腦血管等，進行精確而立體的血管攝影，從而評估冠狀動脈的管壁、管腔，與心房、心室的狀況，診斷冠狀動脈鈣化情形、心血管硬化或狹窄程度，是當前篩檢冠狀動脈心臟病的熱門醫學檢查。攝影前，須躺在儀器上，先在靜脈注射顯影劑，再掃描出冠狀動脈影像。此項檢查費時約二〇分鐘。目前已經發展出更精確立體的二五六切電腦斷層攝影。

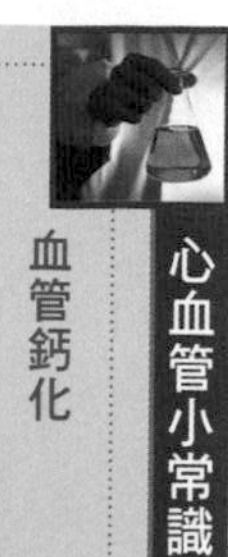

心血管小常識

血管鈣化

＊顧名思義就是鈣離子沉積在血管，造成的原因包括血管老化、受傷或補充高劑量的鈣磷、鈣磷不正常代謝等，會導致血管缺乏彈性、硬化、狹窄，進而造成動脈粥樣硬化、心肌梗塞等心血管疾病，比一般人罹患心血管疾病的機率高出許多。

◆愛心護血管的營養力

留意日常的飲食，就可以發揮維護心血管的作用，這是因為食物中含有許多營養物質，各有各的功能作用，提供給心血管需要的養分與保護。

膳食纖維

人體無法吸收的膳食纖維，是植物細胞壁的成分，對人體好處多多，不只是「腸胃清道夫」，還有「血管清道夫」之稱。

✦膳食纖維分為兩大類

❶水溶性膳食纖維，溶於水，成膠體狀，如果膠、植物膠、甘露聚醣等，與心血管有關的膳食纖維，以此類為主。

❷非水溶性膳食纖維，會吸收水分，是最主要的排便成分，包括纖維素、半纖維素、木質素等。

對心血管的好處

❶調節醣類與脂肪的代謝功能。

❷抑制或延遲醣類與脂肪的消化吸收。

❸膳食纖維與膽酸結合排出體外，以促進膽固醇的分解，從而降低血中膽固醇濃度。

❹在大腸內吸附多餘的膽固醇，隨糞便一同排出體外。

❺幫助調節血中膽固醇含量，降低體內的血脂肪。

❻水溶性膳食纖維可延緩血糖上升的速度，防止血糖急速升高，進而避免誘發心血管疾病。

怎麼吃

- 膳食纖維普遍存在於蔬菜、水果與全穀雜糧、堅果種子類食物中。
- 膳食纖維最好從天然食物中攝取，人工添加或合成的纖維食品，未必具備膳食纖維的原有功能。
- 直接食用或烹調水果、蔬菜所獲取的膳食纖維，會比打成果汁或果菜汁，要來得完整。
- 建議每日的膳食纖維攝取量，最好在二十五至三十五公克左右，雖然膳食纖維對人體的幫助多多，但它阻止脂肪、膽固醇過量吸收的同時，也妨礙了有益的維生素、礦物質等營養素的吸收，所以適量就好，不過，國人普遍攝取不足，不必擔心過量的問題。

心血管小常識

膽酸

*膽酸是膽固醇代謝的產物，由肝臟分泌出來，大部分進入小腸內幫助脂肪的消化吸收，然後透過循環送回肝臟，小部分則隨糞便排出體外，隨著攝取的膳食纖維多寡，可增加膽酸鹽的排出量，有助於降低體內肝臟與血液中的膽固醇含量。

Omega-3 脂肪酸

Omega-3脂肪酸屬於多元不飽和脂肪酸，包括常見的EPA、DHA等，與腦部、眼睛、心臟、腎臟、神經系統的運作有關，一般可預防老年失智、降低癌症罹患率、減少發炎、改善憂鬱症、保持關節靈活度等。

對心血管的好處

❶Omega-3脂肪酸能抑制肝臟中壞膽固醇與三酸甘油酯的合成，減少血中膽固醇濃度。

❷促進脂蛋白的代謝，減少血栓的形成。

❸預防動脈硬化，不使血栓形成。

❹可控制血壓。

❺降低心血管疾病的罹患率。

怎麼吃

■想要從食物中獲得Omega-3脂肪酸，鮪魚、鮭魚、沙丁魚、秋刀魚、青花魚、烏魚子、鱸魚、白帶魚等魚肉，以及蝦、花枝、牡蠣等，皆富含Omega-3脂肪酸。

■ 魚的眼窩處是Omega-3脂肪酸含量最高的地方。

■ 核桃、腰果、杏仁等堅果種子類，以及橄欖油、大豆油、亞麻籽油等烹調用油中的Omega-3脂肪酸含量較多。

■ Omega-3脂肪酸容易氧化，最好趁鮮食用與攝取。

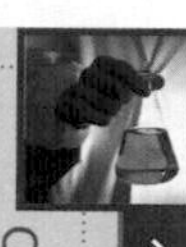

心血管小常識

Omega-6脂肪酸

＊Omega-6脂肪酸也是常見的一種必需脂肪酸，容易因接觸到氧氣、光、熱而變質，轉變成有害物質，會造成發炎反應，並刺激血管收縮，增加血液濃稠度，Omega-6脂肪酸普遍存在於肉類、蔬菜、堅果種子類食物中。Omega-3脂肪酸有助於平衡人體對Omega-6脂肪酸的吸收。

維生素

維生素是一群維持生命活動非常重要且必要的營養素，可調節生理機能，促進營養素代謝，下面介紹幾種對心血管健康最重要的維生素：

✦維生素B_6

又稱「比哆醇」，可促進脂肪代謝、幫助胺基酸合成與分解的輔酶，也是神經傳導物質重要的合成成分，有助於細胞繁殖、免疫細胞與紅血球的製造。

對心血管的好處

❶幫助製造正常的紅血球，有助於健康的血液攜帶氧氣與養分至全身，使心血管功能正常。

❷有助於減少心臟病的危險因子—同半胱胺酸。

❸促進心臟病患復元。

❹幫助葡萄糖正常代謝，穩定糖尿病病情，避免誘發其他心血管疾病。

怎麼吃

■主要來自於穀類、豆蛋奶、魚類、肉類、動物內臟與蔬菜等。

■為水溶性維生素，攝取過量會隨尿液排出體外。

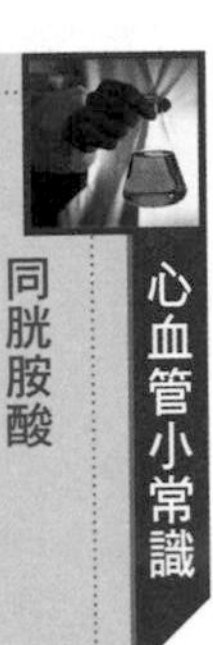

心血管小常識

同胱胺酸

＊同半胱胺酸是一種胺基酸代謝的產物，當體內的同半胱胺酸在細胞內累積過多，就會逐漸使動脈阻塞，破壞血管內壁，使血管變狹窄，增加心臟血管疾病的發生率。一般可攝取維生素B_6、葉酸、維

✦維生素B_{12}

又稱「鈷胺素」，能幫助紅血球生成，防治惡性貧血，促進核酸的合成，幫助醣類、脂肪代謝，並維護中樞神經機能。

對心血管的好處

❶能與其他維生素如維生素B_6和葉酸一起代謝同胱胺酸，降低心臟血管疾病的發生率。

❷預防惡性貧血，減少誘發心臟衰竭的危險。

❸幫助脂肪代謝，間接減少體內膽固醇的合成。

怎麼吃

■主要的食物來源包括魚貝類、肉類、動物內臟、奶蛋類等。

✦菸鹼酸

又稱「維生素B_3」，促進蛋白質、脂肪、醣類的代謝，可維護皮膚與神經系統。

對心血管的好處

❶降低血中總膽固醇、低密度脂蛋白膽固醇與三酸甘油酯，早已被用作降膽固醇藥物。

❷能增加高密度脂蛋白膽固醇濃度，這項優點是其他降膽固醇藥物所沒有的。

❸證實可減少冠狀動脈心臟病復發的機率。

怎麼吃

■主要來源為全穀類、堅果、豆蛋奶、綠色蔬菜、瘦肉、魚類等。

✦葉酸

又稱「維生素B_9」，與維生素B_{12}同樣能幫助紅血球生成，預防貧血，促進核酸及蛋白質的形成，也是幫助胎兒正常發育非常重要的營養素。

對心血管的好處

❶可降低同胱胺酸濃度，預防心血管疾病的發生。

❷預防貧血，以免誘發心臟衰竭。
❸幫助脂肪代謝，有益於減少體內膽固醇合成的材料。

怎麼吃

■主要來自於綠葉蔬菜、豆類、蛋、瘦肉、動物內臟等食物。

✦維生素C

又稱「抗壞血酸」，是重要的水溶性抗氧化維生素，可提高免疫力與抗壓力，促進膠原蛋白生成，加速傷口癒合，預防感冒，避免牙齦出血，對抗癌症，改善過敏症狀。

對心血管的好處

❶保護動脈血管，避免自由基的破壞。
❷療護已衰弱的動脈，減少膽固醇囤積該處。
❸調節肝臟分泌膽固醇，以及將膽固醇轉換成膽汁的功能。
❹幫助多餘的膽固醇排出體外，有助於降低血中總膽固醇與低密度脂蛋白膽固醇。
❺可減少血塊的形成，並分解已形成的血塊。
❻降低冠狀動脈疾病的罹患風險。

怎麼吃

■維生素C普遍存在於新鮮的蔬菜、水果中，其中以花椰菜、甜椒、芥藍菜、芥菜、菠菜、青江菜、芭樂、奇異果、柚子、草莓、木瓜、柑橘等含量高。

■維生素C極容易氧化、流失，最好趁新鮮、生吃，攝取的量最完整，加工、烹調與久置都會減損其含量。

■若非得加熱、烹調，切塊的面積愈大愈好，並縮短烹調料理時間，可減緩維生素C的流失。

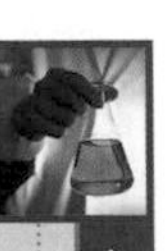

心血管小常識

自由基與心血管的關係

*自由基不僅是造成癌症、老化的兇手，也和心血管疾病關係密切，會使壞膽固醇氧化，沉積血管壁進而造成傷害性，使血管內皮細胞受損，血小板凝集，血管硬化等，逐漸引發心血管疾病，這些就是自由基給心血管帶來的影響。

✦維生素E

因具有維持生殖機能的功能，所以又有「生育醇」之稱，為有效的抗氧化成分，可預防細胞膜氧化、保護並延長細胞壽命，防止過氧化脂質的生成，促進血液循環，增強免疫能力，防癌，延緩老化。

對心血管的好處

❶防止低密度脂蛋白膽固醇被自由基氧化。
❷避免膽固醇囤積血管，形成斑塊。
❸透過減少血小板的吸附作用，降低血液濃稠度。
❹降低血中低密度脂蛋白膽固醇的濃度。
❺減少冠狀動脈心臟病發的機率。

怎麼吃

■主要存在於天然植物油中，如橄欖油、葵花油、小麥胚芽油、大豆油等，穀類、堅果類、綠色蔬菜、蛋黃等也有。
■為脂溶性成分，因此最好能搭配油脂烹調食用，若從本身就是油脂的天然植物油中攝取更方便。

礦物質

礦物質是一群存在於自然界的無機鹽，可調節人體許多的生理機能，包括調控心肌的收縮功能、幫助肌肉與神經的運作、維持體內電解值平衡、穩定情緒等，對心血管的影響甚鉅。

✦鉀

鉀是一種電解質，與鈉共同維持體內的水平衡與體液滲透壓，可促進熱量代謝，支援酵素運作。

對心血管的好處

❶促使多餘的鈉隨尿液排出體外，降低血壓。

❷具有調節心肌的功能。

❸與心律的調節關係密切。

❹預防與輔助治療高血壓等心血管病變。

怎麼吃

■主要的食物來源為新鮮蔬菜和水果、海藻類等。

■從均衡飲食中獲取鉀是最安全的，若要補充保健食品，最好諮詢專業營養師，以免體內過多的鉀，反而引發低血壓、心律不整等。

✦硒

硒為微量元素，人體的需要量很低，其重要性卻很高，與維生素E協同，是體內非常重要的抗氧化酵素「穀胱甘肽」的組成成分，可防止細胞氧化，調節免疫系統，有助於防癌、抗老，對抗因自由基引起的疾病。

對心血管的好處

❶抑制血小板凝集，可減少紅血球形成血塊的機率。

❷調節好膽固醇與壞膽固醇的比例，從而降低心臟病發的機率。

❸減少冠狀動脈疾病、周邊血管病變等心血管疾病的發生。

怎麼吃

■主要來自於魚類海產、肉類、動物內臟和蛋、穀類和堅果種子類等食物中。

■植物性食物中的硒含量，受土壤中的硒含量所影響。

■從食物中攝取可避免過量問題，若要補充保健食品，最好先諮詢專業營養師，以免過量產生毒性反應。

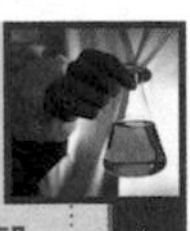

心血管小常識

穀胱甘肽

*人體內有對抗自由基的抗氧化機制，由甘胺酸、麩胺酸、半胱胺酸等胺基酸所組成，我們所攝取的維生素C、維生素E、硒等抗氧化物質，都需要有足夠的穀胱甘肽才能發揮作用，醫學界證實，心血管疾病與穀胱甘肽的缺乏也有關係。

✦鈣

鈣為多量元素，眾所週知，鈣是構成骨骼和牙齒的主要成分，可防骨折、骨質疏鬆症等，增強免疫能力，除此之外，其實，它還可以保護心臟血管的健康。

對心血管的好處

❶維持心跳正常，避免心臟病變。

❷調節心肌收縮，預防心臟病的發生。

❸維持神經感應正常，安撫緊繃的神經與情緒，有助於穩定血壓，避免心血管異常。

❹調節血壓，避免高血壓的發生。

怎麼吃

■食物來源主要為帶骨魚類、奶類、蛋，以及豆類、深綠色蔬菜（如菠菜、綠花椰菜）等。

■維生素C、D與鉀、鎂、鋅、磷等礦物質，可幫助鈣質的吸收。

✦鐵

鐵對人體的重要性，大家都有共識，不必多說，不過你可知道，鐵是微量元素，人體的需求量不高，是構成血紅素非常重要成分，也是一些酵素的組成元素，能幫助熱量代謝。

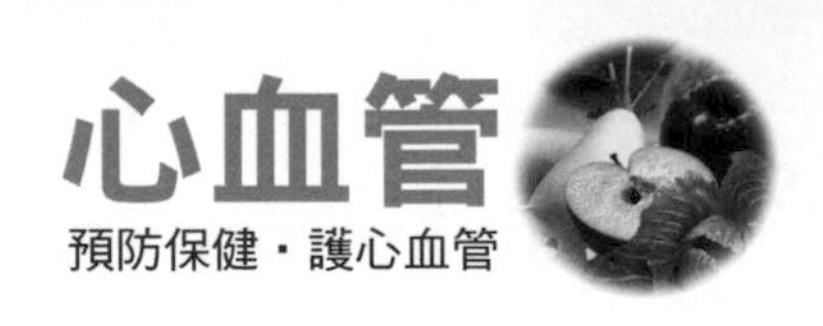

對心血管的好處

❶幫助合成正常的血紅素，以利血液輸送氧氣，避免心肌缺氧。

❷預防缺鐵性貧血，以免誘發心臟衰竭。

❸幫助熱量代謝，間接減少體內合成膽固醇。

怎麼吃

■主要來自於動物內臟、牛肉、豬肉等瘦肉、貝類、豆蛋奶類、海藻類、全穀類、葡萄乾、綠葉蔬菜（如地瓜葉、青江菜、茼蒿、韭菜）等食物。

✦鎂

鎂屬多量元素，與鈣一樣也是構成骨骼的成分之一，參與體內三百種以上的酵素活動，可促進能量代謝，調節生理機能，有助於維持免疫機能正常運作，減輕發炎症狀，抑制神經興奮。

對心血管的好處

❶維持心臟功能重要的成分。

❷幫助調節心臟血管細胞中的鈣鈉平衡。

❸維持血管彈性，調節血管張力，減輕血管壓力。

❹調節心肌收縮，維持心跳規律平穩。

❺降低冠心病、高血脂、高血壓、心絞痛、心律不整等心血管疾病的發生率。

怎麼吃

■主要的食物來源有穀類、堅果、瘦肉、奶類、豆莢、綠葉蔬菜、海藻、海鮮等。

✦鉻

鉻屬於微量元素，其生理功能以調節血糖代謝最有名，與糖尿病息息相關。

對心血管的好處

❶減少低密度脂蛋白膽固醇的數量，預防動脈阻塞。

❷增加高密度脂蛋白膽固醇含量，有助於減少壞膽固醇。

❸可降低血中總膽固醇濃度。

❹增加葡萄糖耐受度，對糖尿病況的控制有益，避免誘發心血管疾病。

❺促進脂肪代謝，減少體脂肪，預防肥胖而誘使心血管病變發生。

怎麼吃

■主要出現在啤酒酵素、全穀類、馬鈴薯、乳酪、瘦肉、黑胡椒等食物中。

植化素

又稱「植物生化素」，是一大群存在於植物中的化學物質，就目前所知已超過一萬兩千種，數目仍在持續發現增加中，是維持健康、調整體質、預防疾病的優秀成分，與天然的色彩來源，並且普遍具有非常強大的抗氧化能力。

✦類胡蘿蔔素

類胡蘿蔔素的成員超過六百多種，屬脂溶性成分，本來就是為了保護植物而存在的天然抗氧化劑，使蔬果呈現紅色、黃色、橘色的鮮亮色彩，具有保護心血管的功能。

植化素成員	對心血管的好處	怎麼吃
β-胡蘿蔔素	❶可轉化成維生素A，防止脂質過氧化，減少氧化的壞膽固醇沉積血管壁。	■存在於橘色、黃綠色與深綠色蔬果，如胡蘿蔔、彩甜椒、菠菜、萵苣、南瓜、木瓜、芒果等。

		■這三種類胡蘿蔔素成員須溶於脂肪才能被人體吸收，所以若是從蔬菜類攝食，得先用油烹調。
茄紅素	❶擁有類胡蘿蔔素中最強的抗氧化力，阻止壞膽固醇氧化而破壞血管壁。 ❷抑制膽固醇的合成。 ❸避免心血管發炎。	■存在於紅色蔬果中，包括番茄、紅甜椒、紅葡萄柚、草莓、西瓜等。
葉黃素	❶優於維生素E的抗氧化力，能保護心臟血管的細胞，避免被自由基侵犯，而產生病變，是良好的心血管保護者。	■主要食物來源為芥藍、綠色的花椰菜、菠菜、蘆筍、綠色萵苣等深綠色蔬果。

✦類黃酮素

又稱「生物類黃酮」，目前的成員已達四千多種之多，具有抗菌、抗敏、抗發炎、抗氧化等作用。

植化素成員	對心血管的好處	怎麼吃
兒茶素	❶降低血中總膽固醇與三酸甘油酯含量。 ❷調控血糖，以免誘發心血管疾病。	■主要分布在綠茶、黑巧克力，以及紅色蔬果如蘋果、柿子、蔓越莓等食物中。

心血管

預防保健・護心血管

植化素成員	對心血管的好處	怎麼吃
異黃酮素	❶抑制壞膽固醇被氧化，以免進一步對心血管造成破壞。 ❷抑制血管平滑肌細胞增生，以免血管變狹窄而造成動脈硬化疾病。 ❸抑制血小板凝集，預防血栓形成而堵塞動脈血管。	■主要存在於黃色的黃豆與其加工食品，如豆漿、豆腐、豆花。
檸檬黃素	❶具有保護心臟、血管的功能，增加檸檬黃素攝取量的人，罹患心血管疾病的機率比一般人低。 ❷具有抗氧化作用，可清除過氧化物質，避免被氧化的壞膽固醇卡住血管，致使動脈硬化、心臟病等心血管病變發生。 ❸影響肝臟製造膽固醇的作用，使血中壞膽固醇含量降低，從而降低心血管疾病的罹患率。	■存在於檸檬、橘子、柳丁、葡萄柚等紅、黃色蔬果的果肉與果皮中。 ■在確保能完全去除殘留農藥的前提下，連皮帶籽將此類水果打汁飲用，最能完整攝取檸檬黃素。
槲皮素	❶其抗氧化作用，能對抗因自由基所引發的心血管疾病。	■存在於各種繽紛顏色的蔬果中，包括蘋果、櫻桃、甜椒、洋蔥、彩甜椒、花椰菜、小白菜、地瓜葉等。
芸香素	❶可強化血管壁，改善靜脈缺乏彈性，影響血液回流心臟的功能。 ❷優秀的抗氧化力，能保護心血管，阻止壞膽固醇被氧化而進一步造成破壞。	■存在於紅茶，以及蘆筍、蘋果、柑橘類等的紅、黃、綠色蔬果中。

植化素成員	對心血管的好處	怎麼吃
	❸抑制血小板凝集，防止血栓形成，以保持血管暢通，達到降低心血管疾病的目的。 ❹能減少另一個有益心血管的成分維生素C的消耗。	
白藜蘆醇	❶具抗氧化作用，能防止壞膽固醇氧化阻塞血管壁。 ❷抑制血小板凝集，有助於預防粥狀動脈硬化。	■主要存在於葡萄、桑椹、藍莓等紅色與紫色水果中，花生、紅酒等也含有白藜蘆醇。
楊梅素	❶刺激白血球吞食血管中的壞膽固醇，以免堵塞血管造成硬化病變。 ❷利用優秀的抗氧化力保護心血管，減少心血管疾病的發生。 ❸具有降血糖功能，有助於避免誘發其他心臟血管病變。	■存在於各種顏色的蔬果中，如葡萄、藍莓、蔓越莓、芭樂、萵苣、菠菜、小白菜、地瓜葉、芹菜、大蒜等。
柚素	❶抑制一種負責在血中運送膽固醇的脂蛋白的合成。 ❷促進細胞分解膽固醇的作用，從而降低血中膽固醇含量。	■主要存在於紅色、橘色水果的果皮、果肉中，如橘子、柳丁、葡萄柚、檸檬等。 ■避免與藥物一同攝食，以免產生副作用。
柏松素	❶減少血小板凝集，阻止形成血塊，以免血小板附著於血管壁而逐漸造成阻塞。 ❷具有抗氧化作用，阻止壞膽固醇被氧化，從而降低後續一連串的心血管病變。 ❸保護另一項有益心血管的成分維生素C，以免在被吸收過程中遭氧化破壞。	■主要存在於葡萄、蔓越莓與豆類中。

✦酚酸類

酚酸類成員也是捕捉自由基的抗氧化高手，與心血管相關的成員主要羅列於下。

植化素成員	對心血管的好處	怎麼吃
沒食子酸	❶防止血中壞膽固醇被氧化，以免堵塞動脈血管，造成心臟血管病變。 ❷還可增強保護心血管的維生素C、E的抗氧化力。	■主要食物來源為紅茶、綠茶，以及紅、橘、紫、綠等色的蔬果中，如蘋果、櫻桃、芒果、葡萄、酪梨等。
對香豆酸	❶具有保護心血管的抗氧化能力，可減少粥狀動脈硬化的發生。	■主要分布於紅、橘、綠色的蔬果中，如草莓、番茄、鳳梨、胡蘿蔔、青椒等。

✦有機硫化物

有機硫化物是一群含「硫」的有機化學物質，有些成員有強烈的味道，有些則沒有，也是同樣具有優秀抗氧化力的植化素成員。

植化素成員	對心血管的好處	怎麼吃
蒜素	❶其抗氧化能力，能抑制壞膽固醇氧化而阻塞血管壁，造成血管硬化，有助於預防動脈硬	■存在於白色的大蒜與綠色的青蔥中。 ■蒜素會隨時間與烹調過程而遭破壞或流失，

植化素成員	對心血管的好處	怎麼吃
	化的發生。 ❷抑制血小板凝聚，可預防血管堵塞，從而達到保護心血管的效果。	所以最佳的攝取方式，就是剝除外皮立刻生吃。
艾喬恩	❶其抗氧化作用在於直接抑制自由基的合成，使壞膽固醇無從氧化。 ❷抑制膽固醇的合成，減少膽固醇堵在血管中的機會。 ❸妨阻血小板凝聚，減少血管中血塊的形成，預防心血管疾病的發生。	■存在於大蒜中。 ■最佳的攝取方式是剁碎大蒜後浸於食用油中攝食。

✦其他

除了類胡蘿蔔素、類黃酮素、酚酸類、有機化合物之外，還有許多植化素無法被歸入上述四大類，對心血管的保健頗有助益。

植化素成員	對心血管的好處	怎麼吃
植物固醇	❶可在腸道中與食物中的膽固醇競爭吸收管道，從而降低膽固醇。	■主要存在於黃色的黃豆、南瓜籽，綠色的碗豆、酪梨，以及麥芽、花生、玉米油中。
皂素	❶在腸道中捉住膽汁與膽固醇，抑制膽固醇被再度吸收而回到血液中，從而達到降低膽固醇的目的。	■主要存在於黃色與綠色的豆類中。

心血管

預防保健・護心血管

植化素成員	對心血管的好處	怎麼吃
檸檬苦素類	❶抑制肝臟製造膽固醇時所需要的一種蛋白質，從而減少一連串因膽固醇而引起的心血管病變。	■主要分布於橘色、綠色的柑橘類水果中，包括橘子、柳丁、葡萄柚、檸檬等。
Pthalides	❶能鬆弛血管周圍的平滑肌，使血壓降低。	■存在於綠色芹菜中的特有成分。

輔酶Q10

輔酶Q10是近年火紅的一種抗氧化成分，被廣泛運用在保健食品、美容化妝品上，可防癌、抗老、治牙周病、強化免疫系統，有助於維持細胞的完整與穩定性。其實，輔酶Q10普遍存在於每個細胞中，人體可以自行製造，但隨著年紀漸大，體內含量愈來愈少，少到某個程度，就會影響健康。

對心血管的好處

❶減緩低密度脂蛋白膽固醇氧化的速度。

❷對高血壓、心律不整、缺血性心臟衰竭等心血管疾病，可作為輔助治療之用。

❸可降低接受藥物治療的心血管病患發病的機率。

怎麼吃

■ 各種肉類、海產、堅果種子或蔬菜、植物油等食物，都普遍含有輔酶Q10。

■ 食物加工或烹調料理，都會破壞輔酶Q10，所以，能生食的食物盡量生食。

硫辛酸

硫辛酸是一種類似維生素的酵素，有「萬能的抗氧化物」之稱，能幫助維生素C、E、穀胱甘肽等體內已衰竭的抗氧化物恢復活力，兼具水溶性與脂溶性的特性，人體能自行製造，不過濃度也會隨老化而下降。

硫辛酸能防癌抗老、護膚、防治糖尿病、強化肝臟與心臟活動的機能、預防腦部退化、預防視網膜病變、促進脂肪燃燒、消除疲勞等。

對心血管的好處

❶保護低密度脂蛋白膽固醇，以免氧化而沉積血管壁。

❷降低體內三酸甘油酯。

❸改善糖的代謝和胰島素敏感度，以免血糖過高而破壞血管。

❹降低糖尿病併發心臟病的風險。

怎麼吃

■ 主要存在於紅肉、動物內臟中，其他如菠菜、甘藍、酵母等也有，食物中的含量不多。

DHEA

DHEA譯稱為「去氫表雄酮」或「脫氫表雄酮」，是一種天然的荷爾蒙，分布在人體腦部、腎上腺與皮膚等處，被用來製造雌激素、睪固酮等其他荷爾蒙，因此有「根源類固醇」之稱。DHEA橫掃保健食品市場，具有抗老、防癌、增強免疫系統、增加骨質密度、幫助減肥、增加活力等功能，可對抗癌症、阿滋海默症與愛滋病、紅斑性狼瘡等免疫疾病。

對心血管的好處

❶ 降低男性的血膽固醇濃度。

❷ 降低男性罹患心臟病的機率。

怎麼吃

■ 主要存在於番薯、山藥等。

■ DHEA對女性心血管的影響，至今不明，恐有副作用，非經醫師、營養師指示，最好不要自行額外服用補充品。

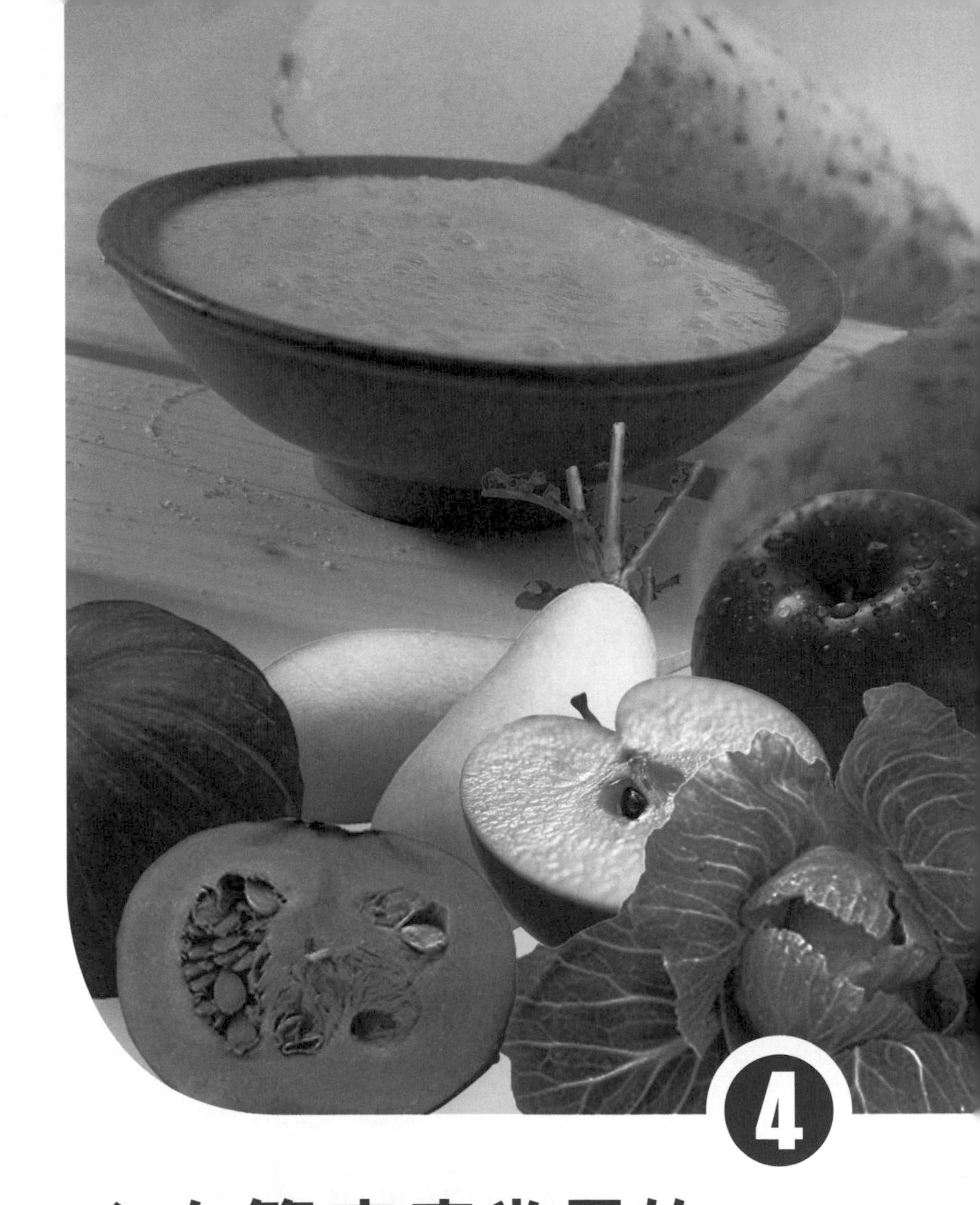

4

心血管疾病常見的 101 個關鍵問題

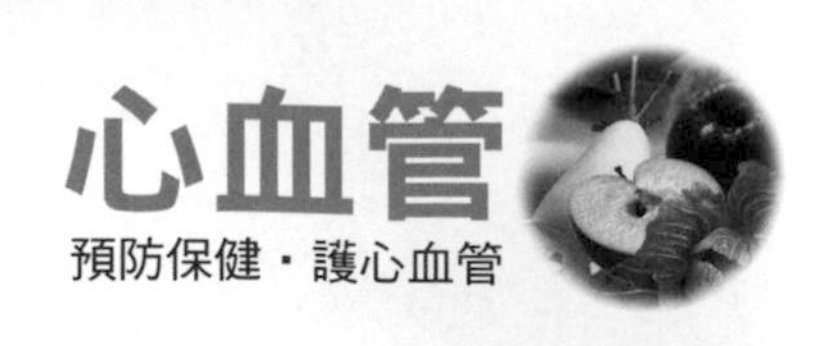

◆心血管疾病大作戰之前

Q1 心血管疾病是老年人的疾病，年輕人安啦？

年齡的確是造成心血管疾病發生的高危險因素，血管從出生後的第十七天開始，就邁向逐漸硬化之路，隨著年紀愈來愈大，動脈血管愈漸失去彈性、硬化，再者，血脂肪是逐漸在體內累積的，年輕時代謝速率高，脂肪、膽固醇不易囤積，但年紀漸增，代謝速率逐漸趨緩，脂肪、膽固醇便逐漸在體內累積增加，因此，發生心血管病變的風險也隨之攀升。

不過，過去被視為是老人病的心血管疾病，由於現代人生活型態急速轉變，出現了許多不良的生活習慣，影響年輕人正常代謝脂肪、膽固醇的速率，造成許多人年紀輕輕也成為心血管疾病的「候選人」，或甚至早早患病。

一些調查研究發現，在部分未過度發展的山區或鄉下，維持著較傳統的生活習慣，步調悠閒，該地區的民眾血壓、血脂與年齡之間並未呈現正相關。從心血管疾病的別稱「生活習慣病」，便可知生活習慣對心血管健康的影響，大於年齡。

Q2 男性的心血管疾病罹患率比女性高？

心血管疾病在過去一直被認為是男性的「專利」，從男性經常性應酬、大魚大肉、菸酒不離口的畫面，加上醫師的「證實」，讓大眾深信不疑。

不過，近年來國內外發生的案例與研究，紛紛推翻了過去的認定，我們先來看看一〇〇年行政院衛生署公佈的國人十大死因統計（見下表）：

從十大死因排名，可以確知男性與女性死於心血管疾病的實際情形。

那麼，為什麼過去連醫師都認定男性罹患心血管疾病的機率遠高於女性呢？這是因為出現在男性與女性身上的心血管疾病症狀

▼一〇〇年行政院衛生署國人十大死因統計

排名	男性十大死因	女性十大死因
1	惡性腫瘤	惡性腫瘤
2	心臟疾病（高血壓性疾病除外）	心臟疾病（高血壓性疾病除外）
3	腦血管疾病	糖尿病
4	肺炎	腦血管疾病
5	事故傷害	肺炎
6	糖尿病	高血壓性疾病
7	慢性下呼吸道疾病	腎炎、腎徵候群、腎性病變
8	慢性肝病及肝硬化	事故傷害
9	高血壓性疾病	敗血症
10	蓄意自我傷害（自殺）	慢性下呼吸道疾病

不同，尤其是心臟疾病，因而往往造成女性被忽略或誤診。

以心臟病症狀為例：

男性症狀	女性症狀
1. 胸悶	1. 頭暈
2. 胸痛	2. 頭痛
3. 手臂疼痛	3. 失眠
4. 冒冷汗	4. 疲倦
5. 喘	5. 焦慮
	6. 食慾不振
	7. 噁心
	8. 嘔吐
	9. 消化不良
	10. 呼吸急促
	11. 喘

男女性的症狀差異如此之大，女性疾病表現非典型症狀，影響治療復元情況，甚至造成發現為時已晚的遺憾，這也是死於腦血管疾病與心臟疾病的排名，女性也不低於男性的原因。

其實正確說來，並非誰的罹患率高於誰的問題，而是男性比女性提早發生或發現，除了女性出現的症狀非典型之外，還有在更年期之前有雌激素「護身」，雌激素可保護血管內皮，具有對抗動脈粥樣硬化的作用，一旦邁入更年期以後，雌激素驟減，失去「護身符」的女性，心血管疾病就上身了。

Q3 心肌梗塞會遺傳嗎？

心肌梗塞的確是會遺傳的，在心肌梗塞的高風險因子中，家族病史便被列入，家族親人中，若是有男性親屬在五十五歲之前罹患心肌梗塞，或女性親屬在六十五歲之前心肌梗塞發病，便意謂你發生心肌梗塞的機率高於一般人。

不過，別擔心過度，而整日活在心臟病發的陰影之下，讓原本好好的健康身體真的發病囉！別忘了，負面的情緒與過度的壓力，也是導致心血管疾病發生的重要危險因素。

雖然心肌梗塞有遺傳傾向，但不表示你未來一定逃不了心肌梗塞病發的「魔掌」，除了看發病的親屬與你的血緣關係近不近之外，更重要的是注重平日的飲食與生活作息調養，並且定期健康檢查，及早控制或改善其他發病因子，還是有助於你逃離或抑制心肌梗塞發作的。

Q4 職業與心血管疾病的發生有沒有關係？

職業與心血管疾病的關聯，已獲大量的研究證實。一般說來，工作中需要扛起成敗責任，承受的壓力很大的人，是心血管疾病的高危險群，如老闆、中高階主管、大企業負責人等。這是因為精神緊繃、情緒緊張，一方面會促進腎上腺素的分泌增加，對心臟造成刺激，增加心肌負擔而增加發生病變的機率，另一方面會使血管收縮甚至痙攣，影響血液的流動，血管因而承受較大的壓力，容易引發心血管疾病。

至於從事勞力工作的人，血中膽固醇與三酸甘油酯含量相對較低，正常情況下，心血管疾病的罹患率較低。不過，目前全球失業大流行，國外的流行病學也進行研究，發現失業者普遍身心健康狀況也較差，罹患心血管疾病的機率明顯高於有工作的人。

此外，國內一家健檢中心對十大產業進行調查發現，五大產業的工作者血膽固醇含量偏高，有發生心血管疾病的高風險，分別是大眾傳播、批發零售、物流倉儲、傳統製造、醫療環保等產業。

Q5 肥胖的人心血管疾病的罹患率普遍高於一般人？

這樣的說法已經研究證實，美國哈佛大學醫學院等機構進行的調查研究便發現，體重增加五至八公斤的女性，罹患心臟病的風險比增加不到五公斤的女性高出百分之二十五；增加九至十公斤者，心臟病的罹患率則高出百分之六十四；而增加十一至二〇公斤的女性，心臟病罹患率升高超過百分之九十以上；至於體重增加超過二〇公斤者，因心血管疾病致死的人數，比正常體重的女性高出四倍之多。

正是因為肥胖導致心血管疾病的風險如此高，全球政府才不得不將體重、BMI、腰圍等肥胖的指標，作為檢視心血管疾病的風險。

不過，不要以為身材瘦削的人就不會罹患心血管疾病，肥胖僅是危險因素之一，導致心血管疾病的病因還包括家族遺傳、不良的飲食與生活習慣、缺乏運動、壓力、情緒等，所以瘦的人別放心得太快，還是得留意自己的身體狀況。

Q6 素食者為什麼反而是心臟病的高危險族群？

吃素的人完全不吃脂肪、膽固醇的主要來源肉類，尤其是不吃蛋奶的全素者，更是完全以植物性食物取代所有的飲食內容，保護心血管的飲食原則不就是低油、低脂、高纖維嗎？為什麼有些素食者的膽固醇還是居高不下，罹患心血管疾病？

這是很多素食者的疑惑。

就不吃動物性食物這點來說，肥肉、動物內臟、外皮與海鮮等固然是脂肪與壞膽固醇的主要食物來源，不吃的確是可以減少脂肪與壞膽固醇的攝取，但魚類，尤其是深海魚類含有較多能清除壞膽固醇、保護心血管的好膽固醇，素食者在完全避食動物性食物的同時，也失去獲取好膽固醇的來源。

其次，很多餐廳或素食者為了增加食物的美味，添加了許多的調味料，這些調味料本身含有高鹽、高糖，並且使用高油脂，別以為植物油比較健康就可以毫無限制的大量使用，因為這些植物性油脂在高溫油炸時，很容易氧化，心臟血管就是受如此氧化的油脂破壞，逐漸成為心臟病的高危險群。

Q7 為什麼心血管疾病特別好發於冬季？

每到冬季或寒流來襲，許多醫院醫師們也都會叮嚀患有心血管疾病的民眾要特別留意保暖，難道心血管疾病也有「淡季」與「旺季」？

的確，心血管疾病有其好發季節，最主要是與溫度有關，炎炎夏日，體溫升高，會使血管擴張，以便擴大散熱面積，冷颼颼的冬天，為了保持體溫、防止體溫流失，會使血管收縮，血壓因而升高，也易造成血管破裂形成出血、心肌梗塞等危險，這是氣溫對心血管系統的直接影響。

其次，氣溫的變化會影響飲食偏好，夏天炎熱，所以人們大多偏好清淡的食物，冬天寒冷，自然而然口味偏向濃郁厚重、熱量高的食物，這類食物多半會使血脂肪增加，這是氣溫對心血管系統的間接影響。

這些直接、間接的影響，對於心血管系統正常的人，不致於發生問題，但本來就潛伏心血管異常、動脈硬化傾向的人，經由氣溫的推波助瀾，大大增加心肌梗塞等心血管疾病爆發的機會，所以，冬季一定要重視保暖。

Q8 心血管疾病的發作也會選個「良辰吉時」？

心血管疾病的發作，除了有偏好的季節之外，還會挑「良辰吉時」：

❶夜間或清晨，由三個原因所致：

■ 夜間與清晨溫度較低，尤其換季時與白天的溫差更大，促使血管收縮，血壓升高，增加或加重心血管病發的風險。

■ 由於晚餐吃太多或過於油膩，致使血脂肪驟然升高，血液變黏稠，而血流速度變慢，易發生栓塞、心臟血管缺氧、缺血，使原本就患有的心血管疾病加重或發作。

■ 晚餐用餐時間太晚，睡覺時，吃下的食物尚未完全消化，仍在工作的胃部壓迫到橫隔膜，可能影響血液的流動與心肺功能，不利心血管系統。

❷ 室內運動後，不要立刻走出寒冷的室外或沖冷水澡，以免劇烈的溫差影響血管收縮，而增加心血管負擔。

❸ 感冒時，易引起體內的發炎反應，若發生在血管，易促使血凝塊破裂，增加心血管負擔，從而誘發心血管疾病或急症的發生，甚至造成心臟衰竭的危險。

Q9 氧化跟心血管疾病也有關係？

心血管疾病大多是由動脈粥樣硬化引發的，而動脈硬化與膽固醇有關，不過，如果動脈血管本身正常，單單只是膽固醇一個兇手，還不致於造成動脈血管的硬化病變，壞膽固醇要與擁有氧化能力的自由基合夥，才能在體內造亂作惡。

自由基會對動脈血管以及膽固醇發動氧化攻擊行動，致使動脈血管壁受損而失去平滑，這時被自由基氧化的膽固醇經過，很容易就沉積在血管壁受損處，加上平滑肌細胞增殖，使動脈血管壁逐漸增厚而失去彈性，血管也因此變狹窄，影響血流，一旦血液循環不順暢，心血管細胞得不到足夠的氧氣與養分，長久下來，就容易引發冠狀動脈硬化、缺血性的心血管疾病。

因此，在降低膽固醇的同時，別忽略了自由基的氧化破壞力，要對抗自由基，就從日常飲食中攝取富含抗氧化物質的新鮮蔬果等食物，來預防心血管疾病。

10 壓力也會壓出心血管疾病？

想必你一定有過這樣的經驗，突發的緊急事件，讓你感到心跳加速、血液上湧、血脈賁張等，這正是壓力致使心血管系統出現變化的證據。

壓力會刺激中樞神經系統，催化「下視丘－腦下垂體－腎上腺軸向」，使交感神經與奮，而出現心跳加速、血壓上升、呼吸加快、氣管擴張、血糖升高，以及肌肉、肺部與腦部的血流量增加三至四倍等，使身體的活動力增加，進入備戰狀態，以應付壓力。

在壓力刺激腎上腺素分泌的同時，也因而增加血小板的凝集，容易形成血塊堵塞血管，使心肌缺氧，心血管疾病更形惡化。這就是壓力過大，引發心血管疾病的生理機轉。

至於有些人為了紓解壓力，大吃大喝，因而攝取了過多的脂肪、膽固醇，使血脂升高，從而提高發生心血管疾病的風險。

Q11 過勞死與心臟有沒有關係？

日本曾針對上班族男性進行調查，發現每天平均工作超過十一個小時以上的人，比每天平均工作時數八小時左右的人，心臟病發的機率高出兩倍以上。

當人體長時間勞累，得不到適度的休息，身體為了應付運作、活動而硬撐，會刺激交感神經而處於亢奮狀態，這時心跳加速，血管收縮，長期下來，身體的器官逐漸疲乏，其中也包括心臟疲乏，會使心絞痛、心肌梗塞、心律不整、心臟衰竭等心臟疾病的發生率大增，嚴重的話，可能因心臟病發致死，這也是許多過勞死病例中發現，死者本身就有心血管問題。

在台灣，勞委會便修訂「職業寢急性循環系統疾病診斷認定基準」，將不規律工作、經常輪班、出差、作業環境與伴隨神經緊張的工作等，都列入職業引起過勞的基準，主要包括急性心臟疾病與急性腦血管疾病兩大類。你說，過勞死與心臟會沒有關係嗎？

12 睡覺打鼾的人罹患心血管疾病風險高？

睡覺打鼾似乎是很稀鬆平常的事情，若是因而輕忽它的危險性，你的心血管系統就要惹上「大麻煩」了！

打鼾，不但事關睡眠中斷、睡眠品質差，還會發生腦部缺氧，使心血管疾病發生的風險大增。打鼾容易發生片刻上呼吸道完全沒有氣流的情況，也就是阻塞性睡眠呼吸中止症，血液中的氧氣也隨之減少，而二氧化碳增加，到一個程度，腦波顯示微微清醒至淺層睡眠，使氣管恢復張力，氣流得以通過，之後又開始打鼾，週而復始，光一個晚上就可以發生數百次，換言之，血液的含氧量減少、腦部缺氧也會發生數百次。

當睡眠呼吸中止症發生時，也會刺激交感神經興奮，使血壓升高、心跳加速，容易增加與加速心血管疾病的發生，即使僅打鼾而沒有發生呼吸中止症，也會導致類似的情況，僅是症狀稍輕的不同。

13 心血管病變也愛找上久坐或久站的人？

久坐或久站的人，的確容易發生心血管病變，其實只要是長時間維持同樣的姿勢，都會增高風險，例如長坐辦公室、坐著打麻將、打電動，或百貨公司專櫃小姐等，這是因為身體缺乏活動，使血液循環變差，從三方面影響心血管系統的運作：

❶久站或久坐使得血液流至下肢，因重力關係而增加血液往上回流的壓力，身體缺乏活動，無法利用足部肌肉收縮的力量促使血液回流心臟，血液長時間滯留足部，易形成血栓，堵塞血管，更增加靜脈血液回流的困難。

❷血液循環不順暢，會使流回心臟的血液量減少，也使心臟血液的輸出量減少，長時間下來，會更加提高心血管疾病的罹患率或發作機會。

❸既是長時間維持相同姿勢，通常也不會「移動」身體去倒水喝，飲水量減少，會使血液濃稠度升高，血流速度減緩，增加血栓的形成，進而堵塞血管動脈，增加心血管病變的風險。

因此，無論什麼姿勢都不要持續太長時間，最好每五〇分鐘就走動活動一下身體，促進血液循環順暢。

Q14 小小牙痛也會痛成心臟病？

連牙痛都跟心臟病有關，一定教許多人驚訝，不過心臟病可能引發牙痛，牙痛卻未必是心臟病。通常是身體活動時出現牙痛，例如走路，約持續一至十五分鐘，休息就不痛了，這是與一般牙周病等引發的牙痛最大的區別。

為什麼牙痛也跟心臟病有關呢？心臟病照理應該是心臟病變出現疼痛，不過由於心臟部位的神經較不發達，較不會出現心臟痛的感覺，反而牽連到其他上腹部器官乃至下牙槽，而出現胃痛、牙痛等症狀。

本身有高血脂、高血壓、高血糖等三高問題的人，若是出現牙痛，別急著跑去看牙醫，過去就曾經發生牙痛拔牙，牙齒幾乎都拔光了還是痛，後來才知原來是狹心症引起的！牙痛雖非心臟病的典型症狀，只有少數人會發生，仍不可不謹慎留意牙痛的情況像不像心臟病的症狀。

Q15 量腰圍就可預測心臟病發作，真的嗎？

如果告訴你，身材好不好，會影響心臟病發作，你信不信？

美國心臟病醫學年會發表一項研究指出，美國男性腰圍超過標準的一〇二公分，罹患心臟病的機率提高百分之二十四；美國女性腰圍超過標準的八十八公分，心臟病發的風險提高百分之二十一。而國內男性的腰圍超過九〇公分，女性大於八〇公分，就大幅提高心臟病、高血脂等心血管疾病的罹患率。

由於造成心血管疾病真正的兇手之一是內臟囤積的過多脂肪，所以量腰圍測知腹部肥胖，成為心血管疾病重要的風險指標。

中華民國肥胖醫學會發表一項調查：

身材	全台灣女性所占比例（%）
沙漏型（腹部較小）	18
矩形（三圍數值相近）	41
蘋果型（腰粗、臀小、腹部較大）	0.8

有研究發現蘋果型身材的人，罹患心臟病、糖尿病的風險，比沙漏型身材的人要高出二．五倍。

◆脂肪、膽固醇專區

Q16 膽固醇到底哪裡「壞」？

一提起膽固醇，大家的反應就好像聽到什麼恐怖造亂分子，膽固醇在大眾的眼中，幾乎已和心血管疾病畫上等號。

其實，膽固醇本來就存在於人體內，人體奧妙的機制，不會讓膽固醇毫無作用的存在著，膽固醇實際上具有多種重要的生理功能，例如組成細胞膜、多種荷爾蒙、膽酸的原料，維護神經功能等，那麼，膽固醇是怎麼變成體內的「大壞蛋」？

主要是「過剩」闖的禍，人體本身既有製造膽固醇的機制，自然也有清除代謝的機制，但是，膽固醇的含量超過身體代謝所能負荷的量，囤在體內的過量膽固醇就開始肆虐造亂，隨血液循環沉積在血管壁，阻塞動脈，影響氧氣的運送與交換，體內一旦缺氧就會出現種種問題，尤以心血管系統受害最大，可能出現心肌缺氧而引起心臟病發，腦缺氧而爆發腦中風等。

Q17 血脂是從哪裡來的？

人體的血脂肪有兩大來源：

一是由體內的肝臟自行合成。

二是食用含脂肪、膽固醇的食物而來，如豬腦、鵝肝、蛋黃、動物性奶油等，這些存在於食物中的脂肪、膽固醇進入消化系統，刺激膽汁進入腸道，這時含有膽鹽的膽汁能將脂肪乳化成結構較小的單位而溶於水，有助於由胰臟所分泌的脂肪酶將脂肪分解成甘油與脂肪酸，這時可與膽汁中的膽酸結合，以利小腸吸收，進而進入血中成為血脂肪。

這兩大來源並非各自獨立、毫不相關的，正常情況下兩者會互相調節以維持平衡，比如從食物中攝取了較多的脂肪、膽固醇，使血脂肪濃度升高，這時肝臟合成膽固醇的作用就會趨緩，以免血脂肪濃度持續驟升而使心血管出現問題；若從食物中而來的脂肪、膽固醇較少，肝臟合成的速度則加快，以維持血脂肪濃度的穩定平衡。

因此，要血脂肪正常，除了控制含脂肪、膽固醇食物的攝取外，維持正常的肝臟代謝功能也是非常重要的。

18 膽固醇高一定引發心血管疾病？

膽固醇，是個籠統概括的說法，其實，脂溶性的膽固醇要在體內暢行無阻，必須溶於血液中，為了溶入血液必須先與一種蛋白質成分結合，形成脂蛋白，在醫學上區分成以下幾種類型：

❶乳糜微粒（CM），有九成的成分屬中性脂肪，也是結構最大的脂蛋白，對動脈硬化的形成影響不大。

❷極低密度脂蛋白膽固醇（VLDL），數量很少，還會轉變成低密度脂蛋白膽固醇，主要的工作是將脂肪從肝臟送入血中帶到身體各組織，所以會使血膽固醇升高。

❸低密度脂蛋白膽固醇（LDL），數量可就多了，約占總膽固醇的百分之六、七十，會將肝臟合成的膽固醇帶至血中，運送至全身各末梢細胞，是運送體內膽固醇的主力，也是使血膽固醇上升的第一兇手。

❹高密度脂蛋白膽固醇（HDL），約占總膽固醇含量的百分之二、三十，會將沉澱在血管壁上的低密度脂蛋白膽固醇帶回肝臟，進而清除，因而榮獲「血管清道夫」之稱，這種膽固醇含量是愈高愈好。

由此看來，膽固醇高，未必引發心血管疾病，還要看是哪一種膽固醇含量升高！

19 身體的膽固醇從自行產生的比吃進來還多？

前面提過人體內的膽固醇，主要來自於脂肪、膽固醇食物，以及肝臟的合成，從醫師們、政府單位一再呼籲民眾少吃脂肪、膽固醇食物來看，很容易讓人誤以為來自食物中的膽固醇占了體內膽固醇的絕大部分。

事實上，來自食物中的膽固醇，僅占百分之二、三十，而高達百分之七、八十的膽固醇，是由體內肝臟自己合成產生的，雖然肝臟會視從飲食攝取而來的膽固醇多寡，來調整「產量」，不過，大抵不脫這個範圍。

那麼，難道醫師們與政府單位搞錯了，才會教民眾少吃高脂肪、高膽固醇食物嗎？雖然體內大部分的膽固醇由肝臟自行製造，但肝臟製造膽固醇需要製造原料，這些原料主要還是來自於食物中的脂肪、膽固醇，飲食對體內膽固醇含量的影響是非常大的，所以醫師們與政府單位才會亟力呼籲。

20 食物中的膽固醇一定會使體內的血膽固醇增加？

含有高膽固醇的食物，會使體內血膽固醇增加，提高心臟血管病變的機率，這樣的看法早經研究證實。但，一定是這樣嗎？

有些研究卻發現未必如此，紐約一所大學針對男性進行研究，每日讓受試者吃三顆蛋，持續三週，結果六成六的男性血膽固醇值不變，約二成的人血膽固醇值上升百分之十。

食用含有高膽固醇的食物後，會不會使血膽固醇值升高，還得看個人的體質反應：

❶有些人的肝臟會斟酌體內的膽固醇含量，調節合成膽固醇的功能。

❷有些人體內能自行代謝掉過剩的膽固醇，血膽固醇不會增加。

❸只有肝臟調節失控，代謝膽固醇功能又出問題的人，才會讓來自食物的過剩膽固醇有機會進入血管中沉積，增加血膽固醇。

高膽固醇飲食是使血膽固醇含量升高的因素之一，卻未必一定使其增加，還關係到上述的體質反應，但攝取過剩，增加肝臟代謝、調節負擔，長期下來也可能使體質變異，而使血膽固醇升高。

21 不飽和脂肪酸為什麼對身體比較好？

芬蘭一所大學所主導的研究證實，飲食中不飽和脂肪酸的攝取，具有一定程度保護心血管的作用，也可以降低整體死亡率，同時顯示在降低心血管疾病死亡率方面，所攝取的脂肪品質比脂肪量更重要，換句話說，就是以攝取不飽和脂肪酸取代飽和脂肪酸，可明顯降低心血管疾病的發生率與部分的死亡率。

多元不飽和脂肪酸包括人體必須卻無法製造的亞麻油酸與次亞麻油酸，可降低血膽固醇，但其缺點是遇高溫會不穩定、變質，而產生會氧化壞膽固醇的自由基；單元不飽和脂肪酸比多元不飽和脂肪酸更穩定，不但能降低血中壞膽固醇，還能保留好膽固醇。

此外，不飽和脂肪酸經人體轉化後會成為好的前列腺素，抑制血小板過度凝集形成血塊，以對抗血管發炎。所以日常飲食，總是建議提高不飽和脂肪酸的攝取比例，降低飽和脂肪酸的比例與脂肪總量的攝取。

Q22 反式脂肪為什麼可怕？

反式脂肪的惡名，因醫學界、營養學界的大聲疾呼，與政府要求標示，才逐漸引起國人的注意。

其實，反式脂肪跟其他不飽和脂肪不同之處在於，這種油脂成分經「氫化過程」而產生反式脂肪，很多食品包括餅乾、零食、蛋糕、油炸物、乳瑪琳等，都可能使用來延長保存期限，增加口感，便於塗抹，且成本便宜。

反式脂肪對心血管會造成許多壞影響：

❶使總膽固醇與壞的低密度脂蛋白膽固醇增加。
❷使好的高密度脂蛋白膽固醇減少。
❸干擾必須脂肪酸，使其無法正常代謝。
❹影響心血管所需的營養素，如維生素B群、維生素E。
❺增加罹患心臟血管疾病的風險。

最可怕的是許多號稱「零膽固醇」的食品，其實含有反式脂肪，若非近年政府要求食品的營養標示增列反式脂肪含量，這些反式脂肪根本是「隱形」的，很容易就誤食，且反式脂肪對心血管的傷害更勝飽和脂肪！

Q23 為什麼植物油脂比動物油脂健康？

我們常聽說植物性油脂比較健康，動物性油脂會「吃壞身體」，其實兩者的差異除了油脂的來源之外，影響健康的最主要關鍵在於脂肪的組成。

植物性油脂由較多的不飽和脂肪酸所組成，包括單元不飽和脂肪酸與多元不飽和脂肪酸，可降低壞膽固醇，保留好膽固醇，此外，還會轉化為抗發炎的前列腺素，可減少血小板過度凝集形成血塊的現象，可防止血塊堵塞動脈血管，引發心血管疾病。

動物性油脂則由比例較高的飽和脂肪酸所組成，除了直接增加體內膽固醇濃度之外，也提供肝臟製造膽固醇所需的原料，因此，動物性油脂是相對不利心血管健康的來源。

不過，也不是所有的植物性油脂就比動物性油脂健康，像椰子油、棕櫚油等所含的飽和脂肪酸比例就比較高，所以在選購食用油時，需留意營養成分標示。

24 不飽和脂肪酸完全取代飽和脂肪酸的攝取，就不會罹患心血管疾病了？

飽和脂肪酸令人畏懼，是因為造成許多心血管疾病的主兇之一就是它，會刺激血膽固醇升高，血脂異常，助長心血管疾病的發生。

相對之下，不飽和脂肪酸因為具有降膽固醇的作用，被視為較有益健康，不過，別以為將不飽和脂肪酸完全取代飽和脂肪酸，就可以完全放心攝取了，事實上也不大可能完全不攝取飽和脂肪酸，看看下面各油脂的脂肪酸比例表，食物中大多含有各種脂肪酸，只是含量多寡、比例不同，即使如白飯這樣的植物性食物，也含有飽和脂肪酸。

而且，不飽和脂肪酸又分成單元不飽和脂肪酸與多元不飽和脂肪酸，這類脂肪酸的發煙點較低，尤其是後者，比其他脂肪酸更容易因高溫烹調，起油煙而變質，反而易產生致癌物等不利健康，也更容易氧化，還會使高密度脂蛋白膽固醇降低，使預防心血管疾病的效果大打折扣。

食物名稱	單元不飽和脂肪酸	多元不飽和脂肪酸	飽和脂肪酸
白飯	32.58	45.62	21.81
生栗子	31.88	49.77	18.35
牛腩	45.67	3.02	51.3
草魚	48.01	24.91	27.09
雞蛋	49.02	15.27	35.74
豬油	44.50	16.17	39.34
青橄欖油	75.36	9.36	15.28
葵花油	23.28	64.89	11.83
椰子油	8.11	1.69	90.19
養樂多	24.95	3.39	71.67

▶資料參考：行政院衛生署食品資訊網

Q25 高膽固醇、高血脂多是「吃」出來的？

關於體內膽固醇的來源，已知小部分是從食物中攝取而來，大部分由肝臟製造產生，不過，由於肝臟會視從食物中攝取來的膽固醇含量，來調整它的製造量，照理說，出現高膽固醇、高血脂，應該是肝臟出問題才是關鍵，食物的影響並非那麼大。

當然，肝臟代謝功能出問題，確實會影響體內的膽固醇與血脂肪濃度升高，不過，在正常情況下，肝臟製造膽固醇需要原料，這些原料又來自食物中的膽固醇、脂肪，以及糖分、蛋白質等高熱量，若熱量超過人體所需，過剩的熱量會以三酸甘油酯的形式貯存在體內，增加體內脂肪，所以這樣看來，說高膽固醇、高血脂是「吃」出來的也不為過。

根據捐血中心的統計分析，國人的血普遍都「太油」了，既然高膽固醇、高血脂是吃出來的，那就從日常飲食中改善。

26 為什麼長期吃素，膽固醇還是居高不下？

有些長期吃素的人感到很奇怪，明明都只吃植物性食物，不是應該會使膽固醇降低嗎？怎麼膽固醇降不下來，甚至還有升高的傾向？

雖然素食者都吃植物性食物，避開了壞膽固醇的主要食物來源——高脂肉類，但是別忘了來自食物中的膽固醇僅占兩、三成，還有高達七、八成的膽固醇是由肝臟合成的，肝臟若代謝遲緩，膽固醇當然降不下來。

長期茹素的人，飲食內容的多樣性大多不足，營養不夠均衡，很容易有些營養攝取過多，而有些營養物質攝取不足，如各種維生素B群、優質蛋白質等，這些維持肝臟健康正常運作的營養素若是不足，影響肝臟代謝、製造與調節膽固醇的功能，血膽固醇值當然下不來。

27 膽固醇過高，蛋類食物就得列入完全禁食名單？

一聽到醫師「宣判」膽固醇過高，很多人的第一個反應是「啊，要少吃蛋、龍蝦海鮮了！」蛋類食物真的完全不能吃嗎？

像雞蛋，每一〇〇公克含有四三三毫克的膽固醇，其實，這麼高的膽固醇都集中在蛋黃中，所以，若你是屬於會受膽固醇食物影響的體質，就避開蛋黃只吃蛋白，或是整顆蛋一起酌量食用，就是別單吃蛋黃還大量吃。

至於較不受食物膽固醇攝取量影響血膽固醇值的人，還是可以正常適量食用蛋類。

此外，諾貝爾醫學獎得主Louis J. Ignarro博士主張提高體內的一氧化氮含量，可預防與緩解心血管疾病，便提出蛋類是增強一氧化氮的優良蛋白質來源。這觀點為打入高膽固醇禁食黑名單的蛋類平反。

◆妨害心血管食物停看聽

28 減少體內膽固醇，為什麼得從少吃動物性脂肪開始？

雖然體內膽固醇含量主要受體質調控（肝臟合成、代謝膽固醇功能），但飲食對個人還是會產生不同程度的影響，而脂肪，尤其動物性脂肪，更是膽固醇的直接來源。

動物性脂肪所含的飽和脂肪酸比例較高，飽和脂肪酸會使膽固醇與三酸甘油酯增加，雖然油質穩定，耐得住高溫加熱烹調不易變質，卻是引發心血管疾病的誘因。

研究發現，沒有心臟病與其他血管病變問題的人，飲食中的飽和脂肪含量僅占百分之三左右，因此，減少含高飽和脂肪的動物性脂肪的攝取，是減少體內膽固醇的飲食調養第一步。

要知道自己每天攝取多少飽和脂肪酸，是可以算得出來的，首先得寫飲食日記，然後上行政院衛生署的食品資訊網，進入「台灣區營養資料庫」，即可查詢食物的飽和脂肪酸，將一整日攝取的飽和脂肪酸加總，即可得知當日攝取了多少飽和脂肪酸。衛生署建議，脂肪的攝取以不超過總熱量的百分之三十為佳。

29 哪些食物是提高膽固醇的危險食物？

飲食與體內膽固醇的高低息息相關，會提高體內膽固醇的食物有兩大類：

第一類是本身就含有較多膽固醇的食物，以高脂肉類（如動物肝臟、羊排、牛排、小牛肉、肋排等）、高脂乳製品（如奶油、起司、全脂牛奶等）、反式脂肪酸（如乳瑪琳、蛋糕、餅乾、甜甜圈等甜點、油炸食品）、加工食品（如貢丸、臘肉、牛

食物名稱	每 100 公克的膽固醇含量（mg）
豬腦	2075
鹹鴨蛋黃	1878
小魚干	669
蝦米	645
烏魚子	632
雞蛋	433
雞肝	359
動物性奶油	197
蜂蜜蛋糕	160
貢丸	65
鳳梨酥	6
洋芋片	0

▶資料來源參考行政院衛生署・台灣地區食品營養成分資料庫

肉乾等）。

第二類是未含高膽固醇，卻會使體內膽固醇增加的食物，主要是含糖量高與高熱量的食物，如加糖蜜餞、罐頭、甜食等，這類食物透過提供製造膽固醇所需的原料，來增加體內膽固醇，例如鳳梨酥，每一〇〇公克的膽固醇含量僅六毫克，醣類卻高達五十七．六公克，熱量五〇二大卡，難怪連消基會都對心血管疾病與慢性病患提出警告。

30 心血管疾病患者都適合吃味噌？

利用黃豆發酵製成的味噌，保留了許多黃豆原有的成分，包括大豆異黃酮、植物固醇、皂素、卵磷脂、維生素E等，這些成分分別從防止壞膽固醇氧化、減少膽固醇的吸收、抑制血小板凝集、阻止血栓形成、避免膽固醇囤積血管壁等方面，發揮保護心血管系統的作用，照理說應該適合心血管疾病患者食用。

不過，味噌在製造的過程中，添加了高含量的鹽，鹽中的鈉正是引發高血壓的主要兇手之一，雖然並非所有的人攝取鈉會使血壓升高，但平均每一〇個高血壓患者，就有三個是攝取過高的鈉所致。而高血壓可能造成全身性血管硬化、心絞痛、心肌梗塞等心血管疾病。

若是已罹患高血壓，或本身血壓已偏高的危險群、血壓會隨鈉的攝取而變化者，建議改食黃豆或其他豆製品，來獲得黃豆對心血管的好處。

31 咖啡真的威脅心臟健康？

咖啡對人體健康的爭議不斷，在心臟方面的影響也存在不同的看法。

認為咖啡對心臟有益的人提出：

1. 所含的咖啡酸、綠原酸，能保護血管的內皮細胞，並能預防動脈硬化的發生。
2. 菸鹼酸，可降低血中總膽固醇、低密度脂蛋白膽固醇與三酸甘油酯，並增加高密度脂蛋白膽固醇。
3. Pyrazines，可減少血小板凝集，預防血栓。

認為咖啡對心臟有害的人提出：

1. 含有 Diterpene 成分，會提高血膽固醇、三酸甘油酯含量。
2. 可能使血中同胱胺酸濃度上升，提高動脈阻塞的機會。
3. 對某些人可能引發心悸、暫時性血壓升高等情況。
4. 利尿的作用，可能使有益心血管的營養素如鉀、鈣等，隨尿液排泄而流失。

這樣看來，咖啡對心臟健康有利也有弊，無論如何，飲用適量不過量是對健康最有保障的做法。此外，滴漏式咖啡比濃縮咖啡好，可去除Diterpene成分，減少心臟健康的威脅。

32 甜食吃太多，也會造成血脂升高？

會讓血脂肪升高的食物，不僅是本身膽固醇含量高的食物，一些會產生高熱量的食物，也會讓血脂肪「節節高升」！很多女性、小朋友特愛吃的甜食，往往含糖量高，正是讓血脂肪升高的兇手之一。

這是因為高糖食物大量攝取，在體內轉換成高熱量，偏偏現代人普遍運動量不足，學生坐在學校上完課，繼續去補習班坐，上班族坐辦公室，加班工時長又長，身體消耗不完過剩的熱量，一來形成脂肪堆積，造成肥胖，而肥胖是誘發高血脂症等心血管疾病的危險因子之一，二來高動物性脂肪會在體內合成膽固醇，增加血中膽固醇含量，若不改善，可能進而使動脈硬化，而引發一連串的心血管疾病。

另外，攝取過多的糖分，可能引起糖代謝紊亂，使血糖上升，誘發或加重糖尿病，

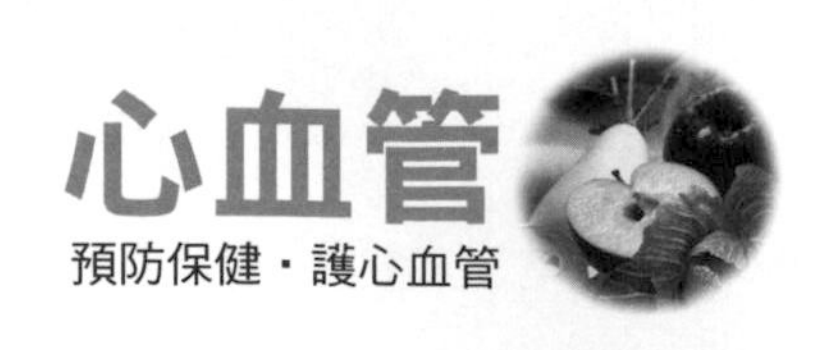

而糖尿病又會促進動脈硬化。這些都是甜食造成血脂肪升高的原因。

33 糖分也會使血脂肪升高，怎麼減少糖分的攝取？

既然知道過剩的糖分也是使血脂肪升高，引發心血管疾病的誘因，就要對症下藥，減少糖分的攝取，在日常飲食中可以留意以下的原則：

❶少吃甜點，如蛋糕、餅乾、蛋塔、甜麵包等中西式甜食點心。

❷少吃含糖零食，如糖果、加糖蜜餞等，若是嘴饞，可改吃水果。

❸少喝含糖飲料，如汽水、可樂、盒裝與罐裝、瓶裝果汁、含糖調味茶等，最好喝白開水、無糖茶，好的茶能回甘，滿口留香之餘，再喝白開水時，連水嚐起來都是甘甜的。

❹少添加含糖調味料或添加物，如蜂蜜、煉乳、方糖、砂糖、糖粉等，盡量不要再額外添加入食物中。

❺少做加糖的料理，如糖醋魚、紅燒肉等，有些地區的人口味偏好甜味，即使一般的鹹味料理都加糖，最好能逐漸調整、改變口味。

34 含鐵食物攝取過多，反而會增加心血管疾病的風險？

鐵質是幫助血紅素正常合成的元素，有助於健康的血液發揮功能，正常運送氧氣與養分，提供全身包括心臟血管所需，可避免心肌缺氧的發生；此外，鐵質更是預防貧血的主要營養素，貧血則是導致心臟衰竭的危險誘因之一。所以，攝取足夠的鐵質，有助於降低心血管疾病的發生率。

不過，鐵質一旦攝取過量，卻有反效果。有些臨床調查報告顯示，體內鐵質含量過高，可能使更年期女性罹患心血管疾病的機率升高。

因此，鐵質的攝取還是適量為妙。至於富含鐵質的食物有動物內臟（如豬肝、豬腰、鵝肝、雞心等）、紅肉（如牛瘦肉、豬瘦肉）、貝類（如牡蠣、九孔、西施舌等）、蛋類、奶類、豆類、海藻類、深綠色蔬菜（如地瓜葉、菠菜、韭菜等），其中以動物性食物的含量較豐富，且吸收率也相對較高。

35 想要護心該如何避免選食高脂肪肉類？

要喜好肉食、無肉不歡的人完全不吃肉，實在「不人道」，既做不到，對健康也不利，因為人體健康的維護，還是需要從肉類中攝取一些從完全植物性食物中無法提供的營養素。

肉類之所以對人體造成傷害，主要是因為現代人的飲食普遍攝取過多的肉類，其中又以高脂肪肉類帶來的負面影響最大，所以，學習選食低脂肪肉類，避免食用過多高脂肪肉類是心血管保健飲食的當務之急，可參考下表建議：

✕ 高脂肪肉類
1. 盡量避免肥肉、帶皮肉類與動物內臟。 2. 少吃肉類加工食品，除了脂肪含量多，調味劑、添加物也多，不利健康，如貢丸、肉丸、香腸、火腿、熱狗、臘肉、培根、漢堡肉、肉乾、肉鬆、肉醬、肉燥等。
✓ 什麼肉類可以吃
1. 選食瘦肉，包括瘦豬肉、瘦牛肉、瘦羊肉、去皮鴨肉、去皮雞肉、去皮鵝肉、豬大排等。 2. 以肉為主食材煮成的肉湯，食用前撇去浮油。

36 如何利用烹調技巧，達到少油飲食？

想要吃得美味又健康少油，建議你可以試試幾個烹調技巧：

❶減少用油，可從幾個方法來著手：

- 直接減少烹調的使用油量。
- 炒菜時可用高湯取代食用油。
- 若非得用油，多留意使用單元不飽和脂肪酸的植物油，如橄欖油、花生油、芝麻油等，讓單元不飽和脂肪酸、多元不飽和脂肪酸與飽和脂肪酸的油脂攝取比例維持在一：一：一。
- 烹調器具可選用不沾鍋，或善加運用微波爐、烤箱料理，都是減少用油的好辦法。
- 採少油的烹調方式，如涼拌、蒸、汆、煮、烤、燉等，盡量少用油炸、油煎等方式烹調。

❷取較少的肉類切絲或切丁，與含有高纖維的蔬菜一起烹調，減少肉類的攝取量。

❸多利用天然或低油食物取代含油量高的調味料，如新鮮檸檬汁、蔥、蒜、醋等。

37 外食族怎麼吃，可以減少油脂、膽固醇的攝取？

外面的餐廳為了追求色香味美，大多使用較多的油脂與鹽、糖等調味料烹調，長期下來，油脂就隨著那一口又一口的食物進入身體，沉積在血管壁，但要求忙碌的現代人一定要自己煮來吃，實在很為難，沒關係，只要掌握以下幾項選食技巧，你也可以減少脂肪、膽固醇的攝取，吃得健康。

❶多多選食蔬菜，增加膳食纖維的攝取，可吸附過剩的膽固醇，有助於減少體內膽固醇。

❷油炸食物止步，因為油炸食物本身含有高量油脂，會直接增加體內的油脂、膽固醇。

❸少淋醬汁，醬汁由調味料調成，含有多半高鈉、高糖、高油脂、高熱量，容易引發三高症（高血壓、高血脂、高血糖）。

❹不吃勾芡食物，因為它的熱量比一般食物來得高，且若用於煮湯，會放較多的鹽，吃多了易變胖、導致高血壓，而誘發心血管疾病。

進餐時，裝一碗的開水，將過度調味或過多油脂的料理過一下水，有助於減少油脂、膽固醇的攝取。

◆吃對好食物，向心血管疾病說 bye bye

蔬菜類

38 洋蔥是護心好食物？

屏東盛產洋蔥，產量過剩到盛產期間一大袋才幾十塊，洋蔥不僅在中西式料理應用廣泛，它的營養價值也非常高，它對心臟血管有諸多的保健作用：

❶降低血中膽固醇與三酸甘油酯。

❷增加高密度脂蛋白膽固醇。

❸其萃取物具有抗高血壓的作用。

❹可分解或溶解血塊。

這些保健作用，對心臟病的預防頗有幫助。

不過，加熱烹調會耗損有益心臟血管的保健成分，減損降低膽固醇、提升好膽固醇的效果，隨著烹調時間的增長，保健效果愈差；最能完整保留有益心臟血管成分的攝取方式，就是生食，除了作成沙拉、配菜，還可以打成洋蔥汁，這些都是不錯的生食方式。

研究發現，每天食用半顆生洋蔥，持續八週，就能使血中好膽固醇的濃度有效增加二成。

39 香菇如何降血脂？

香菇的保健功能非常受到重視，其中包括降血脂的作用，分析其中成分，不難明白香菇是如何發揮降低血脂肪的功能。

香菇成分	降血脂作用
嘌呤	・使血中壞膽固醇減少。 ・使血中好膽固醇增加。 ・實驗發現，每日攝取九〇公克的新鮮香菇，持續一周，可使膽固醇降低一成。

菸鹼酸	膳食纖維
• 抑制三酸甘油酯的吸收率，從而減少血中三酸甘油酯濃度。 • 減少肝臟製造極低密度脂蛋白膽固醇的量，使總膽固醇值降低。	• 促進腸胃蠕動，促使大腸內多餘的膽固醇隨糞便排出體外，減少腸道對膽固醇的吸收。 • 能與膽酸鹽結合排出體外，以促進膽固醇的分解，從而減少血中膽固醇。

新鮮香菇與乾香菇一樣具有降血脂的作用，只是使用乾香菇作料理之前，得先經過用水泡軟的程序，會使降膽固醇的嘌呤大量溶解釋出，最好能先將乾香菇洗淨，再用乾淨的水浸泡，含有嘌呤的浸泡水還可拿來烹調使用，不致於浪費掉降膽固醇的成分。

40 保養心血管，木耳有一套？

木耳有黑、白之分，同樣都擁有保養心血管的作用：

❶促進排除膽固醇，這與木耳所含的豐富膠質與膳食纖維有關，透過潤腸通便的效果，吸附過剩的膽固醇，使其隨糞便順暢排出體外，減少膽固醇滯留體內被腸道

再吸收，有效降低血膽固醇值。

❷防止脂質過氧化，以免壞膽固醇被自由基氧化後，容易磨損血管壁，使受損的血管壁更容易被壞膽固醇沉積黏著，增加動脈血管堵塞的危險。

❸降低血膽固醇與三酸甘油酯，與木耳所含的多醣體有關。

❹具有抗血小板凝集的作用，有助於預防動脈硬化、冠心病等的發生。美國明尼蘇達大學醫學院的血液專家研究發現，木耳含有九種抗凝血物質。

❺本身熱量、油脂低，不會提供肝臟製造膽固醇的原料。

木耳前端的蒂頭會使三酸甘油酯升高，料理前應去除不用。

41 十字花科蔬菜如何防治心臟血管疾病？

十字花科蔬菜包括高麗菜、大白菜、小白菜、青江菜、油菜、芥菜、綠花椰菜、白花椰菜、芽甘藍、大頭菜、芥藍菜、蘿蔔等，是有名的抗癌蔬菜家族，其實這類蔬菜對心臟血管疾病的預防，也有不錯的效果。

它們富含胡蘿蔔素與維生素C，皆能阻止壞膽固醇被氧化而囤積、破壞血管壁，此外，維生素C還可修護動脈，減少與分解血塊，調節肝臟分泌膽固醇的功能。具有良好的抗氧化作用，能保護心血管細胞，以免被氧化的壞膽固醇破壞而發生病變。

膳食纖維最大的功能，在於吸附與促進多餘的膽固醇隨糞便排出體外。而十字花科特有的吲哚物質，藉由大幅減少輸送膽固醇的物質的分泌量，進而抑制膽固醇的吸收，從而達到預防心血管疾病的效果。

由於吲哚物質與維生素C等成分容易流失，烹調時最好採蒸或快炒方式，縮短加熱時間與流失速度。

42 芹菜為什麼能降壓？

芹菜明明在營養學中被歸類為鈉含量很高的蔬菜，不適合高血壓的患者食用，為什麼傳統中醫卻一直用作降血壓的藥食同源蔬菜？

經科學家研究發現，芹菜含有一種特殊的活性物質Pthalides，能放鬆血管周圍的平滑肌，從而使血壓下降；而且，芹菜不止含有高鈉，同時也含有高鉀，能促進體內排出多餘的鈉。

美國芝加哥大學的研究證實，芹菜能使血壓降低百分之十二至百分之十四，為傳統中醫找到佐證。

其實，每一〇〇公克的芹菜含有七十一毫克的鈉，而鈉的每日建議攝取量為二四〇〇毫克，芹菜的含量根本不到每日建議攝取量的百分之三，若非已患病經醫師或營養師建議禁食，可適量食用芹菜，並從其他食物中減少鈉的攝取量，讓芹菜好好發揮降血壓的功效。

43 多吃菠菜可以預防心血管疾病？

大力水手愛吃菠菜不是沒有原因，像他這樣忽大忽小，心血管一定承受很大的壓力與衝擊，含有葉酸、鐵、鉀、膳食纖維、β-胡蘿蔔素、葉黃素等的菠菜正可提供心血管所需的保護，預防心血管疾病：

❶含量豐富的葉酸，是菠菜中對心血管最好的成分之一，能幫助人體代謝有害物質同半胱胺酸，這種物質存在於血液中的濃度愈高，罹患心血管疾病的機率愈大。

❷β-胡蘿蔔素、葉黃素等類胡蘿蔔素，具有優秀的抗氧化能力，保護心臟血管細胞免

受自由基的破壞。

❸蔬菜都有的膳食纖維雖然很尋常，卻是掃除危害心血管系統的壞膽固醇的一大利器。

❹高鐵對維持正常血液運送氧氣與養分的作用有正面幫助，預防貧血誘發心血管疾病。

❺鉀和鈣皆能調節血壓，也有益於心跳與心肌功能。

❻類胰島素物質能維持餐後血糖穩定，有助於預防動脈硬化的危險因子－糖尿病。

44 番薯也能降血脂，真的嗎？

火紅的養生天然食物番薯，除了抗癌、防老之外，降血脂的作用也是一等一的，營養學研究證實，番薯的確能降血脂、保健心血管系統，這與它豐富的成分有關：

番薯成分	降血脂作用
黏蛋白	保持血管彈性，促使壞膽固醇排出，從而減少脂肪囤積。
DHEA	有助於降低男性的血膽固醇濃度與心臟疾病的罹患率。

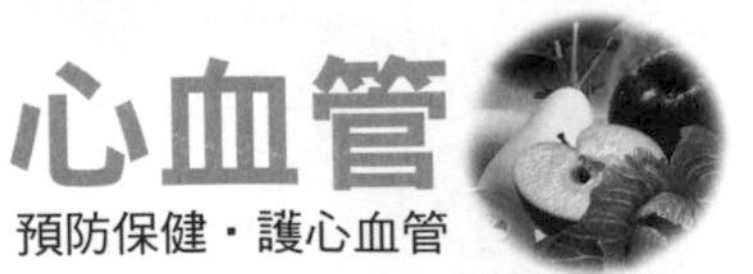

番薯成分	降血脂作用
膳食纖維	能調節脂肪的代謝，抑制脂肪的消化吸收，能吸附大腸內多餘的膽固醇，並與膽固醇的代謝物膽酸鹽結合，一同隨糞便排出體外，以降低血脂肪。
維生素C	調節肝臟分泌膽固醇與將膽固醇轉換成膽汁的功能，並有助於過剩的膽固醇排出體外，從而降低血脂肪。
茄紅素	紅心番薯中特別含有豐富的茄紅素，可抑制膽固醇的合成。

除了上述的降血脂功能之外，它大量的膠原和黏多醣物質，能保持血管彈性，還有維生素A與β-胡蘿蔔素、綠原酸等植化素，發揮抗氧化作用來保護心血管，避免被氧化的壞膽固醇損害；鉀和鈣都可調節血壓，維護心臟機能，這些成分對心血管都是有正面幫助的。

45 山藥如何發揮抗心血管病變的作用？

山藥是日常食物，也是養生延年的中藥材，具有預防、對抗心血管病變的作用。這種作用與其中的DHEA和山藥皂角苷有關，可降低血膽固醇濃度防止沉澱，抗凝血，並促進血糖代謝，改善糖尿病，減少心血管疾病的誘發因子。山藥降血糖的成分還包括澱粉消化酶。

防心血管病變，山藥中的膳食纖維脫不了關係，據研究發現，每日膳食纖維的平均攝取量達三十五公克的人，罹患心臟血管疾病的機率比僅攝取十五公克的人低三分之一。

黏蛋白也是山藥很重要的成分，能防止脂肪在心血管沉積，維持血管彈性，預防動脈粥樣硬化的發生，以及降血糖。

山藥中所含的膽鹼，是合成卵磷脂的重要成分之一，卵磷脂可幫助脂肪正常代謝，降低膽固醇，也有助於預防心血管疾病，若是體內缺乏膽鹼，會間接影響心血管健康。

此外，山藥還有維生素B_1、B_2、C與鈣、鉀等礦物質，都提供心血管所需的營養，且本身脂肪含量低，是預防心血管病變的好食材。

46 多吃胡蘿蔔有助於保護心血管？

胡蘿蔔不只是保護眼睛的好食材，對於心血管健康的維護也很有幫助，其中的類胡蘿蔔素含量相當豐富，是胡蘿蔔紅通通顏色的來源，能發揮抗氧化能力保護心血管細胞，阻止壞膽固醇被氧化而破壞血管壁，從而避免未來一連串的心血管病變發生。

胡蘿蔔中的菸鹼酸，既可降低膽固醇，包括血清總膽固醇、低密度脂蛋白膽固醇與三酸甘油酯等，還能增加高密度脂蛋白膽固醇，這種好膽固醇能從血管壁上清除壞膽固醇。

胡蘿蔔富含果膠與其他水溶性膳食纖維，在腸胃中停留的時間較長，能與膽酸結合，使其隨糞便排出體外，進一步降低膽固醇，並可延緩血糖上升，減少心血管疾病的誘發因子。

研究發現，每日早上生吃兩根中型胡蘿蔔，持續三週，就能使膽固醇降低百分之十一，更好的消息是，無論是生的、煮熟的、冷凍、切塊、攪碎的胡蘿蔔都有同樣保護心血管的效果。

47 心血管疾病患者可以多吃苜蓿芽？

苜蓿芽是一種高營養低熱量的蔬菜，對人體主要的好處就是預防與改善動脈粥樣硬化。它含有可促進脂肪代謝的菸鹼酸，能降低血中總膽固醇與低密度脂蛋白膽固醇、三酸甘油酯，並使高密度脂蛋白膽固醇增加。

富含的葉酸有助於紅血球生成，高含量的鐵是構成血紅素的重要成分，皆能預防貧血，間接減少誘發心血管病變的機率。

此外，苜蓿芽的維生素C含量也相當豐富，能對抗自由基對心血管系統的傷害，避免自由基氧化壞膽固醇，而造成血管壁沉積、動脈逐漸失去彈性、硬化。

不過，苜蓿芽含有毒性成分，大量食用會使免疫系統失調，誘發紅斑性狼瘡，同時，它含有一種皂素會溶解紅血球，妨礙部分營養素的吸收，它所造成的危害不可不重視。所幸，這些危害在停止食用後就可恢復正常。

48 高血脂的人適合多吃黃瓜？

黃瓜是夏季盛產、飽含水分的瓜類，中醫一向視為清熱、解渴的藥食同源好食物，吃黃瓜的好處還不止於此，看來清爽的黃瓜還富含有多種降血脂的成分：

❶膳食纖維，可在大腸內吸附多餘的膽固醇，再隨糞便排出體外，減少囤積體內、血管而造成危害，並可調節脂肪的代謝，抑制人體對脂肪、膽固醇的吸收。

❷維生素E，具有促進血液循環的作用，有助於血中氧氣和營養素的運送順暢進行，這種成分大多分布在黃瓜中間的籽中。

❸丙醇二酸，可抑制醣類轉換成脂肪，避免血脂肪的上升。

❹黃瓜酶，能促進新陳代謝進行，幫助血液循環。由於黃瓜酶是酵素，容易因加熱而破壞，最好的攝取方法是涼拌生吃。

這些豐富的成分，讓黃瓜具有心血管的保健作用，適合高血脂的人食用，此外，因體脂肪過剩而肥胖的人也建議多吃黃瓜。

49 番茄是預防心血管疾病的好東西？

番茄經證實的確具有預防心血管疾病的作用，主要是來自茄紅素的影響：

❶豐富的茄紅素具有優秀的抗氧化力，能掃除氧化壞膽固醇的自由基，降低血膽固醇濃度，國外科學家研究發現，體內脂肪組織中，茄紅素濃度最高者比最低者罹患心肌梗塞的機率減少近一半。

❷膳食纖維能促進過剩的膽固醇排出體外，調節脂肪膽固醇的代謝吸收，並延緩餐

後血糖上升的速度，減少心血管病變的誘發因子。

❸番茄素屬於一種生物鹼，能與膽固醇結合進而排除，以阻止動脈硬化等心血管疾病。

❹類黃酮素包括槲皮素等，能發揮抗氧化能力對抗自由基引發的心血管病變。有研究發現有機番茄中的含量比一般番茄高。

❺維生素C也是在抗氧化方面發揮保護心血管系統的作用，此外，還具有減少血凝塊，降低膽固醇的功能。

要利用茄紅素的作用，加點油脂煮熟，或加工的番茄食品，都比生鮮番茄攝取得更多更完整。

水果類

50 酪梨是保健心血管的好水果？

第一次吃酪梨的人，很難不為它的味道感到驚訝，這水果竟然不甜也不酸，沒什麼味道，其實它是營養非常豐富的水果，還曾被記入金氏世界紀錄，它主要的保健功能在於維護心血管健康。

酪梨的不甜，是因為它的糖分低，這一點就減少了心血管病變的危險因子；它最豐富的是植物性脂肪，且單元不飽和脂肪酸所占的比例較高，不但不含膽固醇，還能降低血中的壞膽固醇含量，增加好膽固醇含量，且油質與多元不飽和脂肪酸相比，相對耐高溫，較為穩定。

此外，葉酸可降低同胱胺酸濃度，有助於心血管疾病的預防；維生素C和E能發揮抗氧化作用，對抗自由基保護心血管，以免壞膽固醇被氧化而造成病變；至於膳食纖維，可掃除腸胃中多餘的膽固醇，來降低血中膽固醇濃度。

Q51 為何一天一蘋果，有助於遠離心臟病？

「一天一蘋果，醫生遠離我」這句俗諺並未高估蘋果維護人體健康的好處，法國研究顯示，每日攝取二至三顆蘋果，持續一個月，能使八成的受試者低密度脂蛋白膽固醇降低幅度超過百分之十。美國加州大學的研究，也證實每日適量食用蘋果或蘋果汁，有助於預防心臟疾病。

分析蘋果的護心成分如下：

護心成分	護心作用
果膠與纖維素	‧可降低總膽固醇與壞膽固醇含量。 ‧促使膽固醇隨糞便排出體外。 ‧果膠大量分布在蘋果外皮。
類黃酮素	‧具有強大的抗氧化能力，能保護心血管免受被氧化的壞膽固醇破壞。 ‧主要分布於蘋果皮。
蘋果酸	‧幫助囤積體內的脂肪分解，減少膽固醇，對抗動脈硬化。
葉酸	‧預防心臟衰竭等心血管病變的好幫手，從預防貧血、降低同胱胺酸等方面發揮護心作用。
鉀	‧透過促進多餘的鈉排出體外，維持血壓穩定，減少誘發心血管疾病的危險因子。

Q52 葡萄柚汁可以擊退心臟血管疾病？

營養學分析葡萄柚汁的成分，發現含有許多有益心臟血管的營養素，分別從不同方面擊退心臟血管疾病。

發揮抗氧化作用，來阻止壞膽固醇被氧化而沉積、損害血管壁，具有這方面功能的有維生素C、茄紅素、白藜蘆醇等植化素。

掃除膽固醇，如果膠會與腸中膽固醇的膽酸結合，再利用纖維素的通便作用排出體外，纖維素存在於果肉中，而果膠分布在兩瓣間的隔膜，使膽固醇降低。

鉀有益於維持血壓穩定，減少誘發心血管疾病的風險；此外，白藜蘆醇能防止血小板凝集，維生素C還可利用抗發炎反應，預防心臟血管病變。

不過，葡萄柚汁並非適合所有人飲用，正在服用降血壓、降血脂、抗心律不整、抗凝血、抗憂鬱、抗組織胺等藥物的病患，服用期間應避免食用葡萄柚，以免出現副作用。

53 預防心血管疾病，多吃藍莓就對了？

美國加利福尼亞大學的科學家發現，藍莓可以降低壞膽固醇所引起的心血管疾病發生率。藍莓之所以能預防心血管疾病，主要是其中所含的抗氧化物質所發揮的作用。

美國農業部USDA營養研究中心的研究人員實驗發現，與草莓、大蒜、菠菜、高麗菜等四〇種蔬果相比，藍莓的抗氧化力排名第一。實驗還發現，保護一氧化氮的能力也是第一名，體內擁有充足的一氧化氮，可以避免心血管疾病的發生。

分析藍莓的成分，有花青素、前花青素、槲皮素、白藜蘆醇、綠原酸、阿魏酸、維生素C和E等抗氧化物質，個個都具有優秀的抗氧化能力，保護心血管，防止壞膽固醇氧化阻塞血管壁，此外，有些抗氧化成分本身可降低壞膽固醇，增加好膽固醇含量，還能抑制血小板凝聚，增加血管彈性。

小小一顆藍莓，就擁有非常豐富的成分，單是抗氧化物質就能從多方面發揮作用，預防心血管疾病。

Q54 蔓越莓防治心臟血管疾病的作用一級棒？

二〇〇七年的亞洲營養學大會中，王進崑博士發表一篇臨床研究，受試者每日早晚都飲用稀釋的蔓越莓醋二〇〇毫克，持續十週，發現血中總膽固醇降低百分之六點二，低密度脂蛋白膽固醇降低百分之九點一，三酸甘油酯降低百分之十點三，脂質過氧化物質的生成則降低百分之十二點九，至於總抗氧化力提高百分之十三，延緩壞膽固醇氧化的時間約六分鐘，證實蔓越莓醋能有效預防心血管疾病。

這項研究主要是利用蔓越莓中具抗發炎性的生物鹼，所發揮的效果，因為血管壁出現發炎反應，正是開啟動脈逐漸硬化、邁向各種心臟血管疾病之路，而血管壁之所以發炎，與壞膽固醇被氧化有關。

要減少壞膽固醇被氧化，就需抗氧化物來幫忙，蔓越莓含有前花青素、槲皮素、綠原酸、沒食子酸等多種絕佳的抗氧化成分，因此適量攝食蔓越莓，有益心血管系統。

55 預防心臟病，多喝杯葡萄汁？

每日小酌一杯葡萄酒，對心血管系統有益，但並非人人都喜歡飲酒，法國研究發現一個好消息，葡萄汁預防心臟病的功效與紅酒類似，斯奇尼・科斯博士實驗發現特定種類的葡萄汁，與紅酒一樣含有大量多酚物質，可抑制引發心血管疾病的脂蛋白生成，並間接促進對抗心血管疾病的一氧化氮增加，能保持血管的彈性與活力，有助於維持血壓正常。

另一項實驗的受試者，每日喝兩杯葡萄汁，持續兩週，發現血小板產生一氧化氮的能力升高七成，血中的維生素E含量提升百分之十三，同時減少血栓的發生。

白藜蘆醇、花青素、前花青素、槲皮素等植化素，以及多種有機酸，都是有益心血管的成分，有些分布在果皮，有些在果肉，有些在籽中，吃葡萄為了獲得這些有益成分的幫助，不能吐葡萄皮與葡萄籽，不喝酒的人，來杯葡萄汁最好！

穀糧類&堅果種子類

56 為何全穀類食物對心血管的保健比一般穀類好？

全穀類食物是指非精製化的穀類食物，如糙米、胚芽飯、燕麥片、雜糧麵包、全麥麵條、蕎麥麵等，與經精製過程處理的穀類如白米不同，保留下較完整而豐富的膳食纖維，以及維生素、礦物質與植化素等，對維護心臟血管健康，血液循環流暢最有幫助。

哈佛大學的傳染病學專家進行研究，顯示每日食用全穀類食物二十五公克，可降低心臟病的罹患率達一成五，每日食用七十五公克以上，可降低二至三成的罹患率。

一般認為多吃高纖蔬果可降低心血管疾病的發生率，在另一項研究則發現，同時含有豐富水溶性纖維與非水溶性纖維的全穀類食物，降低罹患心血管疾病的效果，比蔬果來得好。

因此，光吃一般精製白米飯、麵食或蔬果仍是無法取代全穀類食物的，若你尚未有食用全穀類的習慣，可以從較少比例的糙米或雜糧與白米一起混合煮食開始。

57 燕麥如何維護心血管健康？

燕麥即屬於全穀類食物，許多營養專家、中西醫師都建議食用燕麥，正是因為它對心血管健康的維護頗有助益，含有醣類、膳食纖維、不飽和脂肪酸、維生素B群、維生素E、鉀、鈣、鎂、磷、鐵、鋅等成分。

膳食纖維又分水溶性纖維與非水溶性纖維，燕麥兩種成分都有，能促進膽固醇隨糞便排出體外，也能減少人體對三酸甘油酯的吸收，從而降低血脂肪。實驗研究發現，每日攝取約六〇公克以上的燕麥，能使膽固醇下降百分之七至二十，主要是水溶性纖維中一種β-葡聚醣所發揮的作用，會在腸道與富含膽固醇的膽汁結合，防止身體對膽固醇再吸收回血液中，同時使肝臟製造膽固醇的速度減緩，達到減少血膽固醇的目的。

燕麥還含有人體必需的亞麻油酸與次亞麻油酸，以及單元不飽和脂肪酸，對調節血脂肪、降低膽固醇頗有幫助。

燕麥的保健功能獲得證實，製成各種的食品飲品，攝食非常方便。

58 玉米是天然的降脂食物？

玉米屬於澱粉類的糧食作物，卻擁有良好的降脂效果，主要是透過以下的作用發揮：

❶抗氧化作用：包括β-隱黃素、玉米黃素、維生素E等成分，發揮抗氧化作用阻止壞膽固醇被氧化而破壞心血管。

❷減少膽固醇的吸收：主要是β-麥胚固醇的作用，在腸道中與膽固醇競爭吸收管道；膳食纖維則是在腸道吸附過剩的膽固醇，促進膽固醇的排泄，從而避免膽固醇再被吸收。

❸降低壞膽固醇，增加好膽固醇：包括鉻、亞麻油酸和油酸、阿魏酸等。

❹促進脂肪、醣類代謝：主要是維生素B群和鉻的作用，以便減少血中脂肪濃度，

此外，鉻還能調節血糖濃度，高血糖與高血脂彼此有一定程度相關。

由此可知，玉米是良好的天然降脂食物，除了作為糧食食用之外，高營養價值的玉米還製成各種加工、冷凍食品，以及玉米油。

59 降血脂，多吃薏仁就對了？

一向被視作天然美白食物的薏仁，其實也擁有不錯的降血脂效果，國內中原大學的蔡敬民教授研究發現，受試者持續食用薏仁一個月，血膽固醇明顯降低，證實薏仁降膽固醇的效果不比燕麥差。

薏仁降血脂的作用，主要與富含的水溶性膳食纖維有關，它會在腸道中形成具有黏性的膠狀物，以黏附膽汁、膽固醇，再利用非水溶性膳食纖維排出體外，從而降低血中總膽固醇與低密度脂蛋白膽固醇。

此外，水溶性膳食纖維還可延緩胃部排空，增加飽足感，改善醣類代謝，影響血中胰島素濃度，這些作用與肥胖、高血糖的預防有關，間接降低心血管疾病的誘發因子。

研究顯示，平均每日攝取三公克的水溶性膳食纖維，可使膽固醇下降幅度達百分之五至十五。不妨將薏仁列入維護心血管飲食之列，同時獲得美白兼降脂雙作用。

60 聽說多吃杏仁可以降低心血管病變的發生率？

《美國臨床營養學會期刊》發表的一篇研究指出，杏仁具有抑制血小板凝集，降低心臟病的風險。

分析杏仁的營養成分發現，它的高油脂中含有大量的不飽和脂肪酸，飽和脂肪酸含量低，有助於血中壞膽固醇濃度降低；維生素E具有抗氧化作用，可防止過氧化脂質的生成，減少氧化的壞膽固醇囤積血管形成斑塊，降低血小板的吸附凝聚力，使血液不過於濃稠，並促使血液循環順暢，是維護血管健康非常重要的抗氧化維生素；至於精胺酸有助於提升體內的一氧化氮產量，體內一氧化氮濃度充足，可降低罹患心血管疾病的風險。

杏仁除了用作杏仁茶飲、杏仁豆腐、甜點裝飾外，也可以磨成顆粒或粉狀，撒入料理中，一方面增添口感，一方面也增加保健心血管的營養價值。

61 保護心血管，黑芝麻尚好？

中醫早已將黑芝麻用作滋養補血的食品，以現代營養學分析其成分，證實它的確對心血管系統頗有助益。

首先是豐富的芝麻素等多種抗氧化成分，發揮防止壞膽固醇被氧化的作用，從而保護心血管被破壞而發生病變；再來是維生素E除了發揮與芝麻素相同的抗氧化功能脂外，還可抑制血小板的凝集作用，有助於降低血液濃稠度，以免血液循環不暢而影響心血管的功能運作；黑芝麻富含亞麻油酸、次亞麻油酸、油酸等部分飽和脂肪酸，有助於降低血中膽固醇，維持血管彈性；而膳食纖維則肩負清除過剩膽固醇的任務。

黑芝麻雖然有多種保護心血管的作用，但它本身屬於高油脂的堅果類食物，攝取過量仍會因高脂、高熱量造成肥胖，間接誘發心血管病變，因此適量攝取最重要，此外，經過研磨的芝麻，營養成分更容易被消化道消化吸收。

62 為何核桃仁也能預防心臟血管疾病？

核桃仁雖然只是小小一顆的堅果，卻擁有非常高的營養價值，在心血管方面的預防作用有如下表：

成分	預防心血管疾病的作用
不飽和脂肪酸	・亞麻油酸與次亞麻油酸等多元不飽和脂肪酸，約占總脂肪的七成；單元不飽和脂肪酸將近兩成。 ・使壞膽固醇減少，降低血脂肪。 ・減少血小板凝集，降低血栓形成。 ・增加好的前列腺素，避免心血管出現發炎反應。
膳食纖維	・利用通便作用，促使膽固醇隨糞便一同排泄，有助於減少膽固醇含量。
維生素 B 群	・幫助脂肪、醣類等的代謝。 ・有助於同胱胺酸的代謝與控制。 ・減輕緊繃情緒與壓力，也有助於降低血壓。
維生素 E	・防脂質過氧化的作用，可保護心血管細胞，減少壞膽固醇被氧化而進行破壞。
鉀	・高鉀可促使體內多餘的鈉排出體外，幫助調節、維持血壓的穩定。
硒	・調節好膽固醇與壞膽固醇的比例。 ・抑制血小板凝集，減少形成血塊的機率。 ・參與抗氧化作用，防止壞膽固醇被氧化，從而發揮保護心血管的作用。

豆類

63 黃豆驅走心血管疾病？

黃豆一向被視為高營養價值的食物，在維護心血管健康方面，有多種有益成分發揮作用，讓你遠離心血管疾病的威脅。

❶大豆異黃酮素，會抑制凝血酶活性，以降低血液凝結，並且使血管更有彈性，具抗氧化作用，可保護心血管避免被氧化的壞膽固醇傷害，降低血脂肪，還可阻止血管變狹窄。

❷植物固醇，能在消化道與來自食物的膽固醇競爭吸收管道，減少膽固醇的吸收量。

❸皀素，可在腸道中捕捉膽汁與膽固醇，阻止膽固醇被再吸收，以免增加血中膽固醇濃度。

❹大豆蛋白，研究證實大豆蛋白可降低血中總膽固醇、低密度脂蛋白膽固醇、三酸

甘油酯，並增加高密度脂蛋白膽固醇，這機轉與在消化道和膽固醇結合，抑制膽固醇的吸收，促進膽固醇的排泄有關。

❺卵磷脂：能溶解血中三酸甘油酯與膽固醇，並有助於改善脂肪代謝，從而降低膽固醇。

❻亞麻油酸，黃豆內含有高比例的亞麻油酸，可降低體內壞膽固醇。

❼膳食纖維：先利用水溶性纖維吸附膽固醇，再透過非水溶性纖維的通便作用，將過剩的膽固醇排出體外。

❽維生素B群，可控制同胱胺酸濃度，降低動脈阻塞、心臟病發等風險。

64 為什麼多喝豆漿，可以減少心血管疾病的發生率？

前一段時間牛奶風波鬧得沸沸湯湯，爭議不斷，民眾開始尋找替代食品，同樣提供高蛋白的傳統豆漿因而重新獲得重視。

豆漿是由黃豆煮製而成的日常飲品，不但可以取代牛奶的高蛋白來源，更保留了黃豆所具有的心血管保健成分，有些成分的含量減少，有些成分的吸收率則獲得提升，這

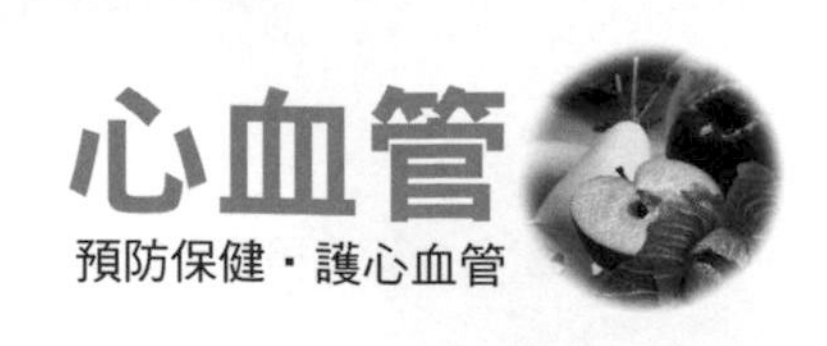

可能與煮製過程中使植酸減少有關。

對國人來說，豆漿的取得非常方便，不僅中式早餐店提供，部分西式早餐店也有販售，目前有鹹豆漿、清漿與甜豆漿三種，加糖的甜豆漿是普遍的，為了健康著想，比較建議鹽分不高的鹹豆漿，或不加糖、不加鹽的清漿，若是這兩種都喝不慣，非甜豆漿不喝，購買時則要特別留意它的含糖量，因為高糖↓高熱量↓肥胖↓心血管彼此相關聯，建議可以選購清漿回來，自己加少許的糖飲用。

65 納豆是保健心血管的好幫手？

納豆是利用納豆菌使黃豆發酵而成的食品，不僅保有黃豆原來的營養價值，並提升大豆蛋白的吸收率，更棒的是，在此發酵過程中產生了多種活性成分，其中最引人矚目的就是納豆激酶。

納豆激酶可以降低血壓、血脂，對於血栓的影響，不僅止於預防的作用，還能積極地溶解已形成的血栓，預防動脈硬化，達到保健心血管的目的。

除此之外，在納豆發酵的過程中，也會使多種維生素的效果提升，包括讓同胱胺酸

濃度降低的維生素 B_{12} —國外許多研究顯示，同胱胺酸的濃度與冠狀動脈疾病、靜脈栓塞、心臟病等心血管疾病都有關。

不過，一面刀兩面刃，納豆激酶溶解血栓的作用，也可能造成不易凝血的問題，若是有異常出血、手術前後或服用抗凝血藥物的人，都應避免食用。

66 味噌對心血管疾病患者究竟是好是壞？

味噌也是由黃豆發酵製成的，也保留了黃豆的營養價值，不過，它的高鹽分對心血

對心血管的好處
1. 大豆異黃酮，可抑制壞膽固醇被氧化，抑制血小板凝集，預防血栓，抑制血管平滑肌細胞增生，以免血管變狹窄等。
2. 植物固醇，在腸道中與來自食物的膽固醇競爭吸收管道。
3. 皂素，可捕捉腸道中的膽汁與膽固醇，抑制膽固醇被腸道再吸收而回到血液中。
4. 膽鹼，是製造卵磷脂的材料之一，卵磷脂能使膽固醇乳化以免囤積血管壁。
5. 維生素 E，能防止壞膽固醇被氧化，避免壞膽固醇囤積血管，降低血中低密度脂蛋白膽固醇含量，降低血小板的吸附作用，減少血液濃稠度。
6. 增強大豆蛋白的吸收率，使好膽固醇增加，壞膽固醇減少。

對心血管的壞處
1. 製作過程中加入大量的鹽分，鈉含量偏高，對有高血壓的人不利血壓控制，而高血壓恐會誘發其他心血管疾病。

管健康卻頗有爭議，下表來評比一下味噌對心血管的好處與壞處：

由此看來，味噌對心血管的好處一籮筐，而壞處僅在於高鹽高鈉一項，除非醫師或營養師建議，還是善加食用以獲得好處，食用時，可利用烹調方法或與其他食物搭配的方式，減低它的壞處。

辛香調味類

67 蔥如何發揮防治心臟血管疾病的效果？

作為日常飲食調味料的青蔥，在傳統市場常被老闆當作附送品，可別因為它的尋常，而忽略了它的保健效果。

青蔥擁有特殊的刺激味，這是因為與大蒜一樣含有蒜素，能與另一樣植化素山奈酚一同發揮抗氧化作用，阻止壞膽固醇被氧化，以免變成一種具有黏性的物質黏附在血管壁上，進而堵塞血管，造成血管硬化而引發心血管疾病。此外，蒜素還有降低血小板凝聚的功能，這也有助於防止血管堵塞。

助。

此外，青蔥含有好的前列腺素，具有減少發炎、降血壓作用，對心血管健康都有幫助。

那麼，如何讓青蔥充分發揮防治心臟血管疾病的效果呢？由於蒜素容易隨時間與加熱烹調方式而流失，最好切長段，過一下滾水即撈起，並盡快食用，處理與進食的時間愈短，愈能完整攝取保健心血管的營養成分。

68 薑為什麼適合心血管病患食用？

民間常用來防治感冒的生薑，經許多研究實驗發現，對心血管疾病也有正面幫助。

薑含有薑辣素、薑酮、薑醇、α-薑黃烯、枸櫞酸、天門冬素、穀胺酸、絲胺酸、甘胺酸、類樹脂物質，以及鉀、鎂、硒、鐵礦物質等，國外學者研究植物性食材的抗氧化效力，發現生薑比大部分的蔬菜、水果都還要高。

優異的抗氧化效力表現在保護心血管上，可阻止壞膽固醇被氧化，預防心血管細胞發生病變；薑醇類成分可抑制血小板的凝集，以免凝結形成血栓，堵塞血管，造成動脈堵塞、硬化，引發心血管疾病；類樹脂物質能與膽酸結合，減少膽固醇的吸收並促進代謝，使膽固醇降低；至於薑辣素、薑醇、薑酮等辛辣揮發性成分，可刺激血管擴張，促進血液循環，使身體發熱。

薑雖好，攝取仍應有所節制，若持續過量食用，散發強烈味道的成分可能引發腸胃不適。

69 大蒜為什麼可以保護心血管？

大蒜對人體健康有許多驚人的療效，已獲許多研究證實，其中最大的功效在於對心血管的影響，大蒜強烈而特殊的刺激味道，讓嗜吃的人喜愛得不得了，讓討厭的人拒於千里之外，其實這特殊味道正是大蒜療效的來源─蒜素，此外還有楊梅素、對香豆酸、艾喬恩等植化素，一同發揮降低膽固醇與血壓、保護心血管的作用：

❶大蒜擁有多種優秀的抗氧化植化素，能抑制壞膽固醇氧化成更壞的膽固醇，以減少壞膽固醇堵塞血管壁，造成動脈硬化等一連串的心血管病變。

❷抑制血小板凝集，減少血凝塊的形成，進而避免血塊血栓堵塞血管。

❸放鬆血管平滑肌的作用，從而達到降低血壓的效果。

❹促進一氧化氮的生成，一氧化氮有助於心血管系統中獨特的信號傳遞，可以調節血流與血壓等，不過其存在時間很短，必須不斷產生。

最好每天吃到三瓣的新鮮大蒜，才能真正發揮保護心血管的作用，不過，懷孕、哺乳嬰兒的媽媽，或服用抗凝血劑的人，最好避免食用。

70 紅麴為什麼有益心血管健康？

紅麴是這幾年當紅的保健食品，早在此之前，紅麴就是中式料理中的調味品，是製作紅糟醬的主材料。

紅麴含有紅麴素，具有溶解血栓的作用，能溶解血管中已形成、阻塞血液流動的血栓，促使血液循環，同時還可降低膽固醇。

紅麴的代謝產物—一種生理活性物質Monacolin-K，會抑制肝臟中膽固醇合成酶的活性，對控制膽固醇的生成，以及預防動脈粥樣硬化的發生，有一定程度的助益。

紅麴中的不飽和脂肪酸，不但能使壞膽固醇、三酸甘油酯降低，也有助於維持良好的血管彈性。

此外，紅麴對心血管的好處，還透過抗氧化與降血壓的作用來發揮保健效果。

市面上有許多紅麴保健食品，由於紅麴成分降血脂的效果優異，若是本身已服用降血脂藥物的病患，應避免同時服用紅麴保健食品，以免增加肝腎負擔，反而引發副作用。

肉類&油脂類

71 為什麼食用魚肉比其他肉類好？

肉類是飽和脂肪酸的主要食物來源，飽和脂肪酸是使血中膽固醇增加、造成動脈硬化等心血管疾病的兇手，對心血管健康是「負」作用。

魚肉之所以好，就是所含的脂肪酸不同於肉類，主要是多元不飽和脂肪酸的Omega-3脂肪酸，包括大家所熟知的DHA、EPA，可降低血中壞膽固醇、三酸甘油酯，提高好膽固醇，能幫助血管擴張並增加彈性，改善血液凝結、血循不暢的問題，也具有抗發炎的作用。

此外，魚肉中的Omega-3脂肪酸透過保護血管壁內皮細胞的作用，間接維護一氧化氮的濃度—內皮細胞是製造一氧化氮的主力，體內一氧化氮的含量，與心血管疾病的罹患率呈反比。這些都是魚肉對心血管系統的正面助益。

許多研究紛紛證實，多吃魚對心血管的正面效益，國外一項研究顯示，一周吃一次鮭魚，可使心臟病發的風險降低五成。

72 為什麼橄欖油能保護心臟？

橄欖油比其他油脂健康，就在於它富含的單元不飽和脂肪酸，主要是不易氧化的油酸，使這種植物油擁有多種保護心臟的功能：

❶使壞膽固醇減少，好膽固醇增加。

❷抑制血小板凝集，因為不飽和脂肪酸會轉化成好的前列腺素，可減少發炎反應，以免血小板過度聚集而形成血塊、堵塞血管。

❸抗氧化作用，橄欖油保留了橄欖本身所擁有的天然抗氧化物質，可保護心血管系統，避免受到氧化的壞膽固醇破壞而引發病變。

橄欖油穩定不易氧化的特性，使它成為許多人的健康油脂首選，不過選用橄欖油要特別注意其加工過程，採低溫萃取的冷壓油，最能完整保留有益的抗氧化物質，這就是所謂的初榨橄欖油，在各種橄欖油中屬於品級最高的油品，食用時若能配合低溫料理，保健效果更佳。

73 亞麻籽油也是維持心血管健康的好油？

Omega-3脂肪酸的動物性食物來源，主要是魚類，而植物性的食物來源則是亞麻籽油。植物性的亞麻籽油，為不吃魚或素食者提供了另一項選擇。

亞麻籽油所含的Omega-3脂肪酸，能使低密度脂蛋白膽固醇減少，其中的次亞麻油酸，具有抑制血小板凝集的作用，可降低血液黏稠度。

亞麻籽油雖然有高比例的不飽和脂肪酸，不過卻是相對較容易氧化的多元不飽和脂肪酸，油品不穩定易變質，一旦氧化變質，好油反會變成壞油。

選購與食用上有幾項建議提供參考，以保留亞麻籽油的益處，減低壞處：

❶選購深色瓶裝的亞麻籽油。

❷一旦開瓶後，應放至冰箱保存，並盡快使用完畢，以減少氧化。

❸使用時，盡量採極低溫烹調，若能不加熱烹調更好。

❹再好的油還是油，即使前面提到的冷壓橄欖油也一樣，攝取過多還是會提高熱量而對心血管系統造成傷害。

74 一樣是油，為什麼深海魚油對心臟血管特別好？

與其他動物性油脂相比，深海魚油對心臟血管特別好，是因為來自深海魚蝦身上的豐富EPA、DHA等具保健效果的多元不飽和脂肪酸。

我們知道要降血脂、預防心血管病變，就要多吃新鮮蔬菜、水果，但是北極的愛斯基摩人食用大量的脂肪食物，又無法吃到多樣的新鮮蔬果，卻少有心血管方面的問題，原因就出在他們所攝取的脂肪種類—深海魚所含的豐富Omega-3不飽和脂肪酸。

並非所有的魚類都富含Omega-3脂肪酸，而深海魚類的含量特別豐富，下表提供Omega-3脂肪酸含量較高的魚類作為參考。

魚的種類	每 100 公克的 Omega-3 脂肪酸含量
沙丁魚	21.1 公克
鯖魚	2.5 公克
青魚	1.7 公克
鮭魚	1.2 公克
鮪魚	0.5 公克
大比目魚	0.4 公克
蝦	0.3 公克
蟹	0.3 公克
旗魚	0.2 公克
比目魚	0.1 公克

其他好食物

75 地中海式飲食能降低心臟病的罹患率與驟死風險？

所謂的地中海式飲食，是指地中海地區包括希臘、義大利、法國、西班牙等國的料理，有醫學研究指出，地中海式的飲食可有效降低心血管疾病的罹患率，以及因心臟病突發致死的風險。

地中海式飲食經各單位研究，獲得世界衛生組織歐洲辦公室、西班牙醫學研究者、哈佛大學營養學家等的認同，有助於心血管疾病的預防。

地中海式飲食有什麼特色呢？這類飲食內容包括：

❶橄欖油（富含單元不飽和脂肪酸與多酚）。

❷新鮮蔬菜（含有豐富維生素、礦物質與膳食纖維）。

❸新鮮水果（含有豐富維生素、礦物質）。

❹堅果（提供不飽和脂肪酸與膳食纖維）。

❺豆類與雜糧（含有膳食纖維）。

❻新鮮的海鮮（提供不飽和脂肪酸）。

❼限制紅肉（減少壞膽固醇與脂肪）。

❽限制紅酒（提供白藜蘆醇等植化素）。

從上述的食物內容看來，地中海式的飲食大量攝取富含抗氧化物質、高纖維與不飽和脂肪酸等有益的保健成分，同時符合低脂、低熱量的健康要求，加上希臘、義大利、西班牙的料理本就美味，讓人更樂於採行這種健康飲食方式。

76 聽說黑巧克力對心血管有幫助，真的嗎？

黑巧克力對心血管有以下的好處：

❶增加好膽固醇。
❷阻止壞膽固醇的氧化。
❸抑制血小板的活性與凝集，降低血栓的形成。
❹對抗發炎的作用。
❺保護血管壁內皮層，有助於一氧化氮的製造。
❻使血管放鬆、擴張，避免血管變狹窄。
❼降血壓。

這可是有根據的，有愈來愈多的研究證實黑巧克力的保健效果，美國的一項研究，給予抽菸的受試者四〇公克的黑巧克力，攝取後二小時迅速改善血小板與血管內皮層的功能，效果持續八小時。

這些有益心血管的效果，主要得利於用來製造黑巧克力的可可豆所含的類黃酮素，具有優秀的抗氧化力，一般說來，黑巧克力中的可可含量愈高，類黃酮素的含量也愈高。

不過，白巧克力或愈多其他添加物的巧克力，未必具有心血管的保健效果，若是添加反式脂肪酸等有害成分，反而會對心血管造成傷害。

建議選食可可含量百分之五十以上、不含反式脂肪酸的黑巧克力，每日攝取量以四〇公克為上限，以免高熱量帶來反效果。

Q77 茶為什麼能保護心臟血管的健康？

最近流行喝「油切」茶，所謂的「油切」，其實就是去脂、解膩、降血脂的作用，事實上，全球許多研究證實，茶的確對心臟血管有益：

茶的成分	心血管保健作用
兒茶素	• 是近年來讓茶葉爆紅的明星成分，獨特之處在於能附著細胞膜表面，發揮強大的抗氧化作用。其中以未發酵的綠茶含量最高。 • 可降低血中膽固醇。 • 可保護心血管，以免被自由基氧化的壞膽固醇傷害。 • 可抑制血壓。 • 可調節血糖，避免驟升。

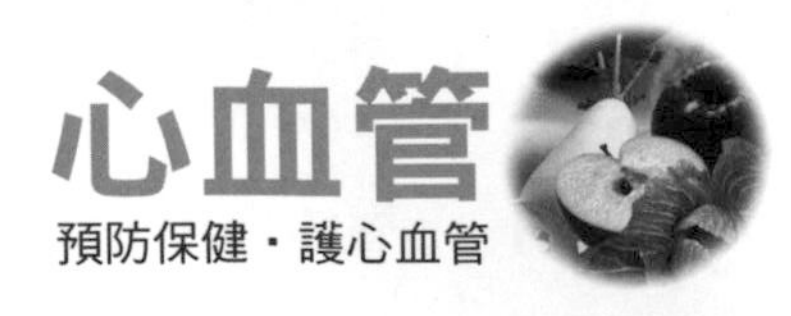

茶的成分	心血管保健作用
維生素C	・因溶於水使它的抗氧化力能溶入血液中發揮，阻止壞膽固醇被氧化而沉積血管壁。 ・能幫助另一項成分維生素E恢復抗氧化力。
維生素E	・能防止心臟血管細胞膜上的脂肪被氧化，保護細胞避免遭受自由基傷害，從而預防心血管疾病。 ・抑制血小板的吸附作用，降低血液的濃稠度，減少會堵塞血管的血凝塊形成。
鐵	・幫助血紅素合成，使正常健康的血液能夠順利輸送氧氣，避免心肌缺氧而引發心肌梗塞等心臟疾病。 ・避免貧血而增加心臟衰竭的風險。

喝茶，對一般人有保護心臟血管的功能，對絕大部分的心血管疾病患者也都很不錯，就只有消化道潰瘍與腎臟病患恐有負面影響，飲用前最好先請教醫師或專業營養師。

Q78 酒對心血管到底是好是壞？

酒對心血管的影響頗有爭議，一方面酗酒或飲酒過量，是許多心血管疾病的致病因素，一方面又有人提出酒可以減少心臟病發的機率，究竟酒對心血管是好的影響大，還是壞的影響大，下面我們來比一比。

對心血管的正面幫助
1. 提升血中好膽固醇的濃度，預防動脈硬化。 2. 減少引發心血管病變的發炎情況。 3. 紅葡萄酒對心血管尤其好，富含多酚類物質，可保護心血管，避免被氧化的壞膽固醇傷害，破壞血管壁，而引發心血管疾病。 4. 阻止血小板凝集，促進血液循環，從而減少血凝塊的形成而堵塞血管。
對心血管的負面影響
1. 飲酒過量，會抑制維生素 B 群、C、D、E、鈣質等的吸收，並促使營養素流失，造成包括心血管在內的營養不足的問題。 2. 飲酒過量會使血壓上升，增加誘發心血管疾病的風險。 3. 過量飲酒會損害心血管細胞。 4. 飲酒過量會抑制脂蛋白脂解酶，促進肝臟合成膽固醇，並使血中三酸甘油酯含量增加，加快動脈硬化的速度。 5. 酗酒者多半有情緒焦慮、憂鬱症等負面心理，對心血管系統也是不利影響。

從上表看來，每天小酌一杯酒，尤其是紅葡萄酒，對心血管健康最好，醫學界也證實每日小飲一杯（約三〇至九〇ｃｃ），比完全不喝酒的人，發生心肌梗塞等心血管疾病的機率要低；而過量飲酒，不僅對心血管造成傷害，還會損害全身健康，尤其是肝臟。

79 保護心血管，多喝水沒事？

多喝水，對心血管也是有益的，充足的水分可以降低血液濃稠度，使血液循環順暢不受阻，讓心血管能夠順利獲得血液所攜帶的氧氣與養分，來維持健康正常的功能。此外，對肝臟分解代謝脂肪也有正面幫助。

優質的水，含有豐富的礦物質，包括鈣和鎂等，可促進能量代謝，維持生理機能正常運作，使神經系統感應正常，鎮定神經與情緒，調節血壓，與心跳規律、心肌收縮、血管彈性、血管張力等都有關。

每日喝足八杯水，有助於減少高血脂、高血壓、心絞痛、心律不整等心血管疾病的發生。

許多醫學研究證實，水與心血管疾病的關係，發現喝硬水可降低心血管疾病的死亡率，所謂硬水，就是富含人體必需礦物質的水。因此，現代人普遍安裝過濾器、喝「純」水，可能反而導致人體某些礦物質不足，而使心血管疾病死亡率升高。

◆善用保健食品保護心血管

80 納豆加紅麴為何可以更有效對抗心血管疾病？

前面介紹過，納豆與紅麴都是對心血管系統有益的健康食品，前者主要是納豆激酶發揮溶化血栓的作用，有助於維持血液循環順暢，後者則是紅麴素，可調節膽固醇與三酸甘油酯，使之維持在健康正常的範圍，還可降血壓、血糖，從而減少誘發心血管病變的風險。

納豆與紅麴分別在不同方面保護心血管系統，不過，要達到能夠發揮保健效果的攝取量，需要食用非常大量的納豆、紅麴食品，這對一般人來說有違正常飲食，不易做到，所以從納豆、紅麴萃取出有益的心血管保健成分，結合兩者的優點推出保健補充食品，多方面兼顧心血管。

服用這類保健食品前，特別提醒，納豆激酶對於出血性的心血管病變如出血性腦中風，或手術等不利，因為它溶化血栓的作用，會使得血流不易停止，而使病情更形嚴重，在服用納豆加紅麴的保健食品之前，務必詢問醫師或專業營養師。

81 為何納豆添加植物固醇效果可以一加一大於二？

結合兩種以上保健成分的複方健康食品，一來可以發揮偕同作用或讓保健效果加乘，二來則是避免單方成分補充過多，影響其他營養素的吸收事小，引發副作用、病變才事大。在具有溶解與預防血栓的納豆保健品中，添加植物固醇，便是如此的考量。

植物固醇是普遍存在於植物性食物中的成分，可以干擾腸道吸收膽固醇，達到減少膽固醇吸收的目的，針對冠心病合併高膽固醇血症的病患，建議每日攝取二至三公克的植物固醇，而一般健康成人每日建議攝取一．三公克。光是要達到一．三公克的攝取量，等於每日要食用七十四顆番茄、三〇〇多顆青椒、五〇〇多毫克的大豆油。

添加了植物固醇的納豆保健食品，可以結合各自維護心血管系統的作用機轉，使保健效果不止加倍。

82 海狗油和海豹油為何有效降血脂？

除了深海魚油之外，目前也流行補充海狗油或海豹油。海狗油與海豹油英文皆為Seal

Oil，其實是相同的油脂，與魚油的保健效果相似，主要有以下四種成分：

❶DHA（二十二碳六烯酸）。

❷EPA（二十碳五烯酸）。

❸DPA（二十二碳五烯酸）。

❹鮫鯊烯。

就成分來看，比魚油多了後兩種成分，因此，在心血管保健的作用上，除了與魚油相同的降低膽固醇、三酸甘油酯、抗凝血、抗發炎等減少心血管病變的作用之外，鮫鯊烯有極親氧的特性，能幫助氧氣運行全身，具強力抗氧化作用，能有效防止壞膽固醇氧化—被氧化的壞膽固醇帶有黏性，容易聚集在血管壁，磨損內皮層而出現損傷處之後，會使更多的壞膽固醇黏附過來，一來使血膽固醇濃度增加，二來容易堵塞血管，雙雙惡化心血管系統。

鮫鯊烯阻止膽固醇氧化，而DPA能促使受損的血管癒合，不使膽固醇聚集而堵塞血管，從而降低血膽固醇。這就是海狗油或海豹油優秀的降血脂作用。

83 魚油膠囊該怎麼補充，才能真正有益心臟血管？

民眾補充魚油的健康食品由來已久，從魚脂肪提煉出來，可降血壓、降血脂、保護心臟血管，會因為魚的種類、萃取的部位不同，而影響EPA、DHA含量。在補充魚油膠囊時，有幾個關係心血管健康的重要事項：

❶經過萃取的魚油膠囊劑量高，攝取時要特別留意其標示，建議每日魚油攝取量不要超過二．五公克，以免影響血糖控制與免疫力。

❷正在服用降血脂藥物、阿斯匹靈的人，不建議同時補充魚油，因為這些藥物都會促進血液循環，相同藥效加乘，恐怕反受其害。

❸有凝血功能不全的人，如血友病患者，應禁止服用魚油，以免抗凝血的作用使病情惡化。

❹魚油的Omega-3脂肪酸屬多元不飽和脂肪酸，容易氧化變質，一旦氧化易影響脂肪代謝異常，恐怕反而引起動脈硬化，建議選擇添加抗氧化成分如維生素E的補充品。

唯有抱持正確觀念服用魚油膠囊，才能使保健食品真正發揮保健效果。

84 綜合植物多酚為何比單一多酚對心血管有效？

多酚類物質普遍存在於植物性食物中，常見的如葡萄多酚、茶多酚等。根據國內的研究，每日吃兩顆奇異果，持續八週，血中總膽固醇與壞膽固醇都下降，而好膽固醇則有上升的情形，而壞膽固醇氧化的時間延長超過十分之一，顯示蔬果對心血管疾病有改善效果，這與具有優良抗氧化作用的多酚物質有關。

抗氧化作用是多酚類物質的共通點，但它們個別還有其他的作用，例如橄欖多酚可抑制壞膽固醇，又如葡萄多酚中的白藜蘆醇可抑制血凝塊的形成、協助膽固醇代謝，減少冠心病的發生。

不同的多酚物質對心血管的保健效果也不盡相同，綜合性的植物多酚，可以多方面為心血管提供保健效果，還可以發揮偕同作用，使多酚保健心血管的效果更完善，這是單一多酚單打獨鬥所無法發揮的加乘效果，同時也以防萬一身體對某一種多酚物質特別敏感而引發副作用。

85 銀杏也是有益心血管的保健食品？

銀杏又稱白果，它的療效早已被傳統中醫發現，當作中藥材使用，銀杏果實部位與銀杏葉的作用不同，經現代科學研究證實，對心血管有益的成分主要分布在銀杏葉，包括類黃酮素、銀杏內酯類化合物等。

德國研究者發現這些銀杏葉的萃取成分，具有抑制血小板活性因子的作用，降低血小板凝集成血塊而堵塞血管的機會，並透過抑制血中血管收縮素轉換酶的活性，抑制血管收縮，使血管擴張，促進血液循環順暢。

銀杏葉中富含具抗氧化作用的類黃酮素，能防止脂質過氧化，減少壞膽固醇氧化，從而達到保護心血管的目的。此外，銀杏葉還可降血壓、改善末梢血管栓塞，以及預防同胱胺酸所引發的心血管疾病。

從銀杏葉萃取製成的健康食品，對心血管系統確實也有保健作用，不過與其他抗血栓的保健食品相同，應避免在服用心血管藥物、阿斯匹靈期間補充。

86 松樹皮也能增進心血管健康？

松樹皮不是蔬菜、水果、堅果雜糧等植物性的食物來源，雖然不能吃，但它的萃取物對心血管健康大有幫助。臨床研究證實，松樹皮萃取物具有抗血栓的作用，對心血管健康的維護不啻為一福音。

研究發現，松樹皮萃取物含有前花青素、兒茶素、生物鹼，以及松樹皮特有的石炭酸等多酚類物質，這些成分具有優秀的抗氧化作用，可以掃除自由基，以免氧化低密度脂蛋白膽固醇而沾黏血管壁造成破壞，有效保護心肌血管細胞。

除了抗氧化作用之外，松樹皮萃取物還提供抗發炎，阻止血液凝集成血塊，預防血栓的形成，增加血管強度，使動脈血管擴張，改善血液循環，減少壞膽固醇，降血壓，降血糖等保護作用，對心血管頗有助益。

87 為何非得補充鈣片，才能降低心臟疾病的發生率？

補鈣，不僅對骨質有益，現在更發現了鈣片的另一項重大保健作用—減少心臟疾病的發生，這種保健效果是一般高鈣食物所無法提供的。

這個發現，來自於刊載《美國流行病學期刊》的一項研究，給予一組受試者服用鈣片，一組受試者不服用鈣片，其他組受試者則分別食用各種高鈣食物，結果發現服用鈣片者罹患心血管疾病的機率，比不服用鈣片者減少將近一半，至於從高鈣食物中攝取鈣質的人並沒有明顯預防功效。

服用鈣片之所以能明顯降低心臟疾病的罹患率，是因為鈣質會與膽酸結合形成一種不可溶的物質，因而減少膽固醇的吸收，有效預防因膽固醇引發的栓塞性心血管疾病。

至於高鈣食物無法有相同的效果，可能與食物中的其他成分如脂肪有關，例如牛奶，雖然是良好的天然高鈣食物來源，卻也同時富含脂肪，所以無法提供單服鈣片所帶來的好處。

88 輔酶Q10為何需要額外補充？

輔酶Q10經研究發現，能增強心臟機能，抑制血中壞膽固醇的濃度，雖然身體能夠自行合成，不過，隨著年齡的增長，體內合成輔酶Q10的製造量卻逐漸減少，影響心臟機能逐漸衰竭。臨床調查顯示，高達七成五的心臟病患，體內的輔酶Q10含量不足。

研究發現，五〇歲以上的人，體內的輔酶Q10含量平均僅剩二十幾歲時的百分之二十而已，所以，如果要維持體內輔酶Q10的濃度，到了一定年紀後就需額外補充了。目前在台灣，輔脢Q10是不需醫生處方的健康保健食品，可經由專業營養師的建議進行補充。

補充輔酶Q10要注意，它只能用作輔助治療，不能取代主流的醫學治療，而且每天最好不要超過四〇毫克的攝取量，若是正在服用降血脂、降血糖藥物的患者，或是糖尿病患不可同時補充輔酶Q10。

89 蜂膠能否對抗心血管疾病？

蜂膠是蜜蜂採集樹膠混入自己的唾液的黏性物質，具有抗菌、殺菌功能，原本用來保護蜂巢，被人類發現它含有非常豐富的營養成分，實際成分與含量依蜜蜂養殖場或生存環境附近的樹種而不同，主要包括數十種已知的類黃酮素、雙萜類、多種有機酸、胺基酸、維生素、礦物質等。

蜂膠對心血管的影響，主要是類黃酮素所起的作用，可阻止低密度脂蛋白膽固醇氧化，以免形成斑塊黏著在血管壁上，逐漸堵塞動脈血管，引發心血管疾病。

黃酮醇可強化微血管，降低血管壓力；黃酮與有機酸一同發揮抗發炎作用，有助於減少心臟血管發炎反應，以免引發心血管病變。

此外，蜂膠還有助於調節血脂、血壓、血糖的作用，以及改善血液循環。建議可以將適量補充蜂膠，列入日常心血管保健習慣，讓蜂膠發揮預防心血管疾病的作用。

90 甲殼素如何發揮減脂、預防心血管疾病的功能？

甲殼素是來自於蝦、蟹、昆蟲等甲殼類動物的纖維質，具有許多與植物性纖維相同的作用，能促進腸胃蠕動，幫助排便順暢，又不被消化道分解吸收，利用通便作用，促進膽固醇的排除。

甲殼素優於一般植物性纖維之處，在於甲殼素分子帶有陽離子，能與脂肪的負離子結合，阻斷脂肪分解酶的作用，換言之，具有良好的吸附脂肪作用，有效減少脂肪吸收。甲殼素還會主動從腸內將膽固醇、三酸甘油酯帶走，減少這些脂質被吸收的機會，並且吸附過多的鹽分，減少人體對鹽分的吸收，有助於控制血壓。

國外的研究顯示，甲殼素能使血膽固醇降低一半左右，平均每一公克的甲殼素可吸收十二公克左右的脂肪。

甲殼素優於一般高纖食品的表現，讓它受到矚目，也成為頗受歡迎的熱門健康食品。

◆營養學看中藥，心血管搶救有功

91 有心臟病，來片山楂有救？

現代人拿來煮酸梅湯、蜜餞、零嘴的山楂，在古早時候就被老祖先拿來當救命、保護心血管的中藥材，經現代的營養學分析其中的成分，對心血管有益的物質主要是類黃酮素成分。

類黃酮素具有優秀的抗氧化能力，可阻止壞膽固醇被氧化而破壞心臟血管；能降低血中膽固醇與三酸甘油酯；可抑制血小板凝集，有效減少血凝塊的形成，進而防止動脈血管被血凝塊堵塞而造成血栓；可擴張血管，減少血管堵塞的現象，並保持血管彈性；可降低肝臟中一種酵素的活性，從而減少低密度脂蛋白膽固醇的生成；至於山楂中所含的大量酸性物質，可透過增進食慾，刺激胃的消化液分泌，進而加速食物脂肪的分解，對動脈硬化、心絞痛等心血管病變有益。

為了避免山楂刺激胃酸分泌過多，最好是在飯後食用，至於患有消化性潰瘍的人不建議食用。

92 藥王人參具有護心的療效？

「藥王」的美名不是亂封的，人參自古就被用作治百病、強身的上等藥材，《神農本草經》記載：「大補五臟除邪氣，開心明目，止驚悸，久服輕身延年。」經科學研究發現，人參中含有數十種人參皂苷，以及有機酸、人參多醣、類黃酮素、甾醇、木質素、酵素和微量元素等，的確具有許多令人驚奇的療效。

在心血管系統方面，人參有一定的補益作用，可強化心臟的收縮與舒張力、擴張心血管、使血管平滑肌舒張、改善血液循環、保護心肌、對抗心肌缺血或缺氧、維持血壓正常、抑制血小板凝集、降低血液黏稠度、降血脂、預防動脈粥樣硬化、降血糖、增強造血功能等多種作用，能有效預防動脈硬化、心肌梗塞、心臟衰竭等心血管疾病。

不過，人參的藥理療效，其實是雙面刃，大劑量的人參可能反過來造成血壓升高、心悸、胸悶、呼吸急促、心跳過慢、心音減弱等問題。

93 靈芝為什麼能預防與改善心血管疾病？

靈芝被譽為「仙草」，可見它在中藥材中的高醫療價值地位，經實驗證實靈芝能明顯減輕高血脂症，並能抑制動脈硬化的形成，臨床上的調查統計指出，有效降低膽固醇的比例高達百分之八十四至八十六，而降低三酸甘油酯的比例也超過百分之五十以上，靈芝製劑還能減輕心絞痛的病況。

靈芝能夠保護心血管、預防病變，主要是由幾個方向來發揮：

❶有效抑制脂肪的吸收。

❷阻止脂肪結合轉化的作用。

❸促進體內清除過剩的脂肪，達到降血脂的作用。

❹增強心臟收縮能力。

❺擴張血管，促進血流順暢，使供氧正常。

❻調節血壓。

❼降低血小板凝集，減少血栓的發生。

這些藥理功能得歸功於靈芝富含許多的活性成分，包括三帖類、多醣體、有機鍺、腺苷、酵素與維生素、微量元素等物質。

94 枸杞子也有益心臟血管健康？

小小一顆枸杞子，含有非常豐富的成分，包括類胡蘿蔔素、亞麻油酸、胺基酸、維生素B群、維生素E、枸杞多醣、甜菜鹼、鈣、鐵、鋅等，傳統中醫一向用作明目養眼的中藥材，經現代科學分析，發現它的成分對心血管也有幫助。

甜菜鹼是枸杞子主要有效成分之一，具有降血脂作用，並可緩解由同胱胺酸引發的心血管疾病。

類胡蘿蔔素與維生素E能發揮抗氧化作用，防止壞膽固醇被氧化而黏著於血管壁，可有效預防動脈硬化、冠心病等心血管疾病。

枸杞也含有亞麻油酸，能降低血中膽固醇，為心血管提供保護作用，預防高血脂症、動脈硬化等心血管病變。此外，枸杞子還可以使血管擴張、降血壓、降血脂等。

除了當中藥材使用外，枸杞子取得容易，可在日常飲食中添加食用，增進心臟血管健康。

95 抗心血管疾病，吃黃連就對了？

中醫常用黃連來治心火亢盛、清熱燥濕，長庚醫院的中醫研究團隊證實黃連在心血管疾病上的作用。黃連對抗心血管疾病的主要功臣為小檗鹼，具有多種作用：

❶透過活化抑制細胞生長基因，發揮抑制血管平滑肌細胞增殖的作用，且不使細胞凋亡。

❷強化心肌功能，增加血液輸出量。

❸對抗心律失常。

❹提高心肌耐缺氧力。

❺有效抑制血小板凝塊收縮，促進血凝塊的溶解。

❻促進血液循環。

❼具有降血糖作用，從而減少心血管疾病的誘發因子。

黃連的藥理作用，可運用在因血栓置放血管支架，或接受氣球擴張手術的病患身上，以減少血管再度變狹窄的機率。至於日常食補，雖然黃連在中藥材或南北貨販就可以輕易取得，但它藥性寒涼，就連中醫師也不建議自行隨意補食，仍應經由中醫師診斷、諮詢，以免發生副作用。

96 中藥黃耆如何保護心血管？

中醫常將黃耆用在心血管疾病的治療上，分析其成分有黃耆皂苷、甜菜鹼、亞麻油酸、類黃酮素、黃耆多醣、微量元素如硒、銅、鋅等。

在心血管健康的維護上，以黃耆皂苷發揮最大的作用，與類黃酮素、硒等成分皆具有抗氧化效果，可降低血管中壞膽固醇的脂質過氧化作用，減少自由基對心肌造成的傷害，幫助受損心肌細胞復元，從而降低心血管疾病的發生率。黃耆皂苷還可以保護血管內皮細胞，減少自由基帶來的傷害。

甜菜鹼能降血脂，並減少體內同胱胺酸過多所引發的心血管疾病；亞麻油酸屬不飽和脂肪酸，保護心血管，不使血膽固醇增加；微量元素則與心臟機能有關。

此外，研究發現黃耆的抽出物能增強血管內皮功能，並使血管舒張，血壓降低，明顯增進血管反應性。在在都是黃耆對心血管的保健作用。

97 當歸可防治心血管疾病？

當歸富含阿魏酸、生物鹼、類胡蘿蔔素、維生素B_{12}、葉酸、維生素E、當歸多醣等成分，在中醫上常用作補血活血、治療氣滯血瘀的藥材。

阿魏酸能降低壞膽固醇，並使好膽固醇增加，同時本身也是捕捉自由基的抗氧化高手，能減少壞膽固醇被氧化成有沾黏性的更壞脂質，以免黏附血管壁而造成損害。阿魏酸、當歸多醣與葉酸皆能促進正常的紅血球生成，預防貧血─貧血會使血液攜氧的能力降低，容易造成全身組織器官缺氧，包括心肌缺氧，而引發病變。

體內同胱胺酸的濃度與心血管疾病有關，葉酸與維生素B_{12}能一同代謝同胱胺酸，從而降低心臟血管疾病的發生率。

維生素E除了阻止壞膽固醇被氧化之外，還能阻止膽固醇在血管形成斑塊，並發揮

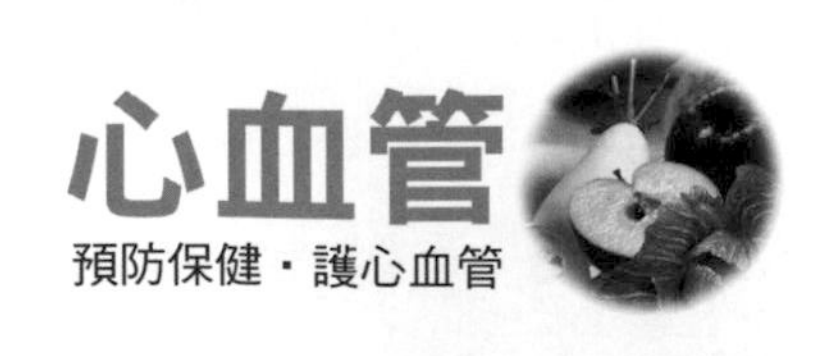

抑制血小板吸附凝集的作用，降低血液濃稠度，有效改善血液循環。

當歸對心血管的作用，陸續獲得動物實驗證實。

98 何首烏為什麼能降血脂？

臨床統計顯示，每日服用何首烏片三次，每次五片，持續一至三個月，血脂下降率將近九成。

何首烏具有降血脂、對抗動脈硬化等心血管疾病的作用，主要是因為其中含有大黃酚、大黃素、大黃酸等醌類物質，透過促進腸胃蠕動，幫助排便的作用，加速過剩的膽固醇隨糞便排出體外，以降低腸道中膽固醇的吸收率，進而阻止血膽固醇增加。還可阻止脂肪滯留在血中，並可攔阻脂肪穿透動脈血管壁，何首烏就是透過這三種作用達到降血脂的目的。其中，大黃素能抑制脂肪合成酵素，以減少血脂升高。

此外，何首烏含有白藜蘆醇，能抑制影響血管收縮的內皮素，減少心臟缺血造成的心肌損害，發揮保護心臟的作用，抗氧化力可減少壞膽固醇被氧化，抑制血小板凝集，減少血管血栓、硬化的發生，並可透過降低肥胖以免誘發心血管疾病。

99 丹參有助於改善心血管疾病？

丹參是一味有名的活血化瘀中藥材，國際間醫學界陸續發現丹參對抗心血管疾病的作用。研究證實，丹參對心肌梗塞的防治率高達九成。

丹參酚酸B鎂鹽是丹參的主要有效成分，能迅速分解代謝成各種結構分子較小的抗氧化物質，透過消除大量自由基，減少低密度脂蛋白膽固醇被氧化，從而降低動脈硬化與其相關的心血管病變的機率，還能強化心臟功能。

此外，丹參還可以降低血液濃稠度，預防凝結成血塊，阻止血栓的形成，活血化瘀的功能，有效改善血液循環，讓血液順利供應氧氣與養分給心臟血管乃至全身組織器官，幫助心臟血管與其他器官機能正常運作。

不過，丹參不是沒有禁忌，若是正值懷孕期間的女性，建議暫時停止服用，以免影響胎兒正常著床與發育。

100 紅花可有效降低膽固醇，預防心血管病變？

紅花的藥用，早在《本草綱目》就有記載，具有活血化瘀的作用，我們在日常飲食中，最常接觸到的紅花食品大概就是紅花籽油了。

紅花籽油之所以好，是因為它的油脂比例含有較多的多元不飽和脂肪酸，如亞油酸、次亞麻油酸等人體無法自行製造的脂肪酸，其中亞油酸是目前所知植物油中含量最高的，在降低血中總膽固醇、低密度脂蛋白膽固醇、三酸甘油酯的同時，也使高密度脂蛋白膽固醇增加，能清除沉積在血管壁上的壞膽固醇，有助於減輕心血管的負擔，改善可逆階段的動脈硬化。

此外，紅花籽油還能擴張血管、防血栓、疏通循環、改善心肌缺血等作用。

全球有許多研究都證實紅花籽油在降血脂上的作用。世界衛生組織（WHO）、聯合國世界糧農組織（FAO）等機構也都有研究發表，紅花籽油能起到預防心血管疾病的功效。

101 中藥進補該如何吃，才能真正對心血管疾病發揮正面效果？

國人普遍存有一種錯誤的觀念，認為中藥溫和，平時補一補強身，頂多就是沒有效果，不會出什麼大問題，這種錯誤的印象，即使一再傳出補錯中藥補出病的新聞，還是無法扭轉過來。

這可能與中醫重視醫食同源有關，在日常飲食中適當加入一些合適的中藥材，煮成藥膳，來達到「治未病」的效果，預防疾病的發生。這種藥膳與日常飲食相近，加上誤以為中藥溫和的印象，民眾經常自行「診斷」，去中藥房抓藥材進補。

先撇開中藥材藥性溫不溫和的爭議，其實，中藥材也是藥，只要是藥就有藥理作用，過去便發生過中藥進補吃太多，反而引爆心血管疾病的發生。

想要用中藥來進補，達到保健心血管的效果，還是得經過專業的中醫師診斷、開處方，再行進補，才是正確而保險的做法。

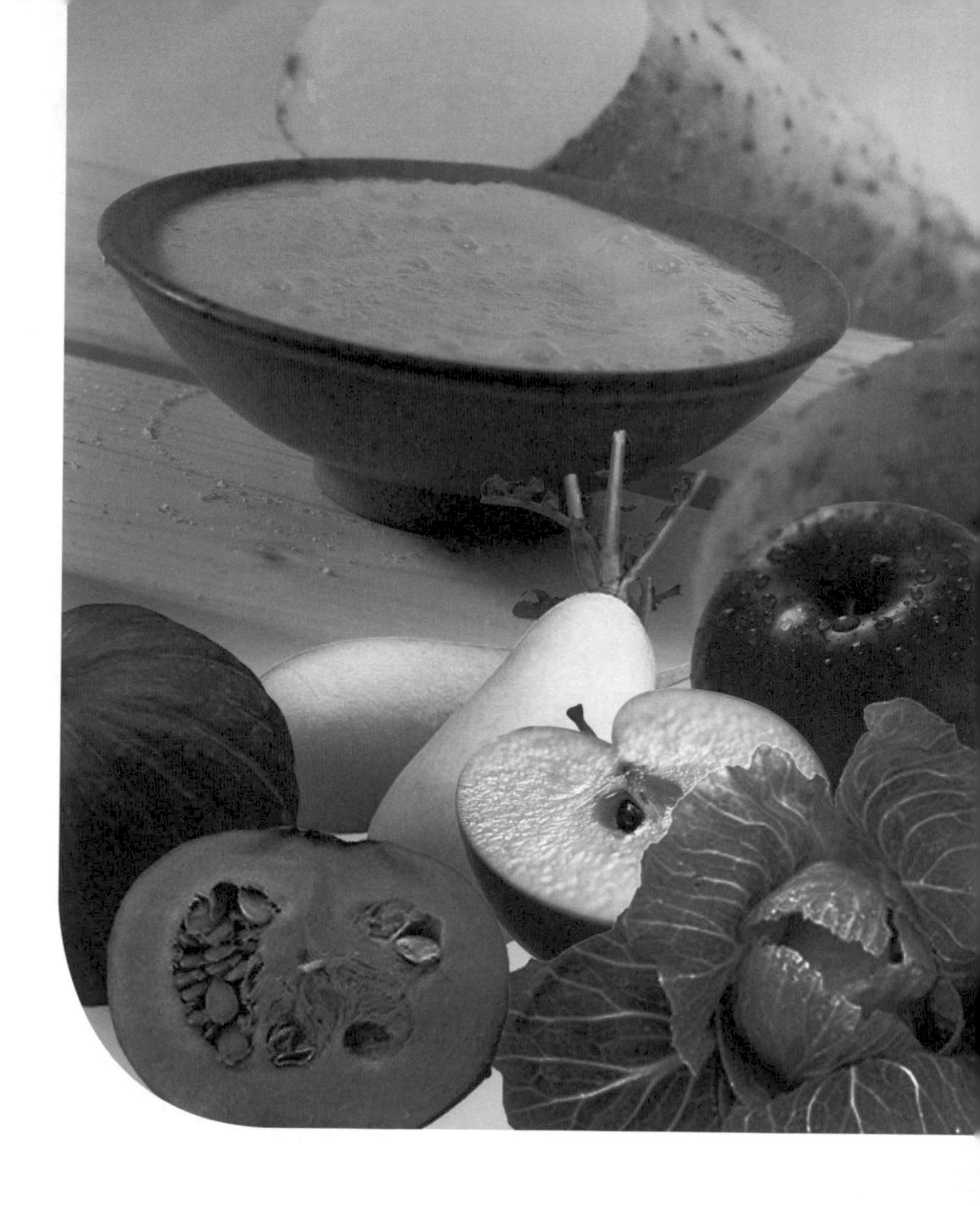

APPENDIX

附錄一

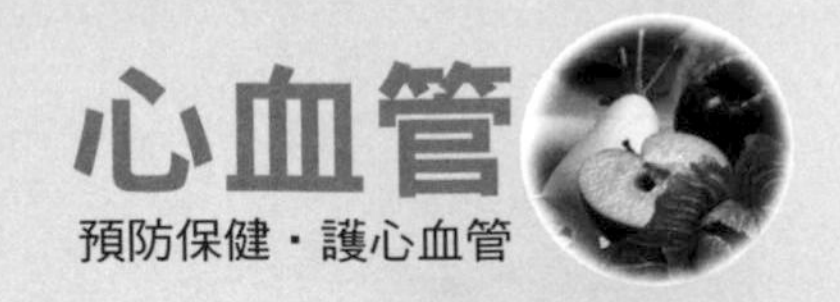

一 十道心血管保健食譜

枸杞子粥

01

♥ 材料：

糙米……50公克
枸杞子……20公克
水……500cc
糖……少許

♥ 作法：

❶ 糙米洗淨，浸泡至少2小時；枸杞子洗淨備用。
❷ 將作法❶的材料與水一起倒入鍋中，以大火煮開後，轉小火熬煮至米軟爛濃稠熄火，續燜5分鐘。
❸ 起鍋後，加入糖拌勻即可。

什錦乾拌麵

♥ 材料：

蕎麥麵條……500公克
黑木耳……30公克
乾香菇……2朵
菠菜……50公克
胡蘿蔔……30公克
蔥……2根
鹽……少許
醬油……適量
芝麻油……適量

♥ 作法：

❶ 水煮開，放入蕎麥麵條煮熟，撈起，沖冷開水備用

❷ 黑木耳、香菇分別洗淨，泡水至軟，切長條狀；菠菜洗淨，切段；胡蘿蔔洗淨，切成細條狀；蔥洗淨，切成蔥花備用。

❸ 少許油熱鍋，將作法❷的黑木耳、香菇炒熟，起鍋備用。

❹ 適量水入鍋煮滾，放入菠菜、胡蘿蔔，煮熟立刻撈起，蔥花過一下滾水，瀝乾備用。

❺ 將作法❶作法❸與作法❹，以及鹽、醬油、芝麻油混合拌勻，即可食用。

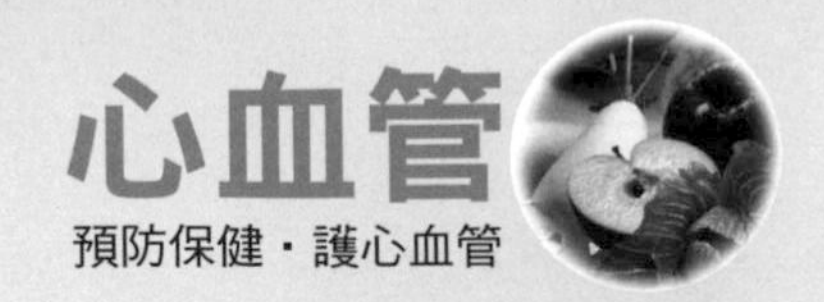

涼伴小黃瓜

♥ **材料：**

小黃瓜..................................2根
大蒜......................................3瓣
辣椒....................................1小根
白醋......................................少許
香油......................................少許
鹽...適量
糖...適量

♥ **作法：**

❶ 小黃瓜洗淨，切段，稍微用刀面拍一下備用。

❷ 大蒜去皮、洗淨，切碎；辣椒洗淨，切末備用。

❸ 將作法❶作法❷與其他材料一起混合拌勻，放入冰箱醃約30分鐘至入味，即可取出食用。

鮮果蔬沙拉

♥ 材料：

綠花椰菜............................ 1/4顆

蘋果..1顆

酪梨..1顆

小番茄....................................5顆

沙拉醬................................適量

♥ 作法：

❶ 綠花椰菜洗淨，切小朵，放入滾水燙熟，撈起，放入冰水鎮涼備用。

❷ 蘋果洗淨、去皮，切塊，浸一下鹽水；酪梨洗淨，去皮去籽，切成塊狀；小番茄洗淨備用。

❸ 將作法❶與作法❷一起盛盤，淋上沙拉醬，即可食用。

綠豆薏仁湯

♥ **材料：**

綠豆.................................... 1/2杯

薏仁......................................1杯

水.................................... 1500cc

冰糖....................................適量

♥ **作法：**

❶ 綠豆、薏仁分別洗淨，用水浸泡約4小時備用。

❷ 將水倒入鍋中，大火煮開，放入綠豆、薏仁，轉小火煮約2小時，加入冰糖繼續燜煮一下，即可熄火。

紅麴山藥

♥ **材料：**

山藥……100公克
洋蔥……1/4顆
枸杞子……10公克
香油……1小匙
紅麴醬……1大匙
糖……2小匙
水……1大匙

♥ **作法：**

❶ 山藥放入滾水中氽燙約1分鐘，撈起瀝乾，切片，盛盤備用。

❷ 洋蔥洗淨，切丁；枸杞子洗淨備用。

❸ 熱鍋，倒入香油加熱，放入作法❷的洋蔥丁、枸杞子與紅麴醬、糖、水，以中火拌炒均勻，立刻熄火，淋入作法❶的山藥上即可。

。

胡蘿蔔炒高麗菜

材料：

胡蘿蔔……1/3根

高麗菜……1/4顆

大蒜……2瓣

葵花油……1小匙

鹽……適量

作法：

❶ 胡蘿蔔洗淨，切細條狀；高麗菜洗淨，剝成片狀；大蒜去皮洗淨，拍開備用。

❷ 油入鍋加熱，作法❶的大蒜入鍋炒香，放入胡蘿蔔、高麗菜迅速炒熟，起鍋前加入鹽拌勻即可。

玉米豆腐湯

♥ 材料：

玉米......................................1根

中型番茄................................1顆

豆腐.................................... 1/2盒

高湯....................................600cc

鹽...適量

香油....................................1小匙

♥ 作法：

❶ 玉米剝皮、洗淨，削下玉米粒；番茄洗淨，用開水汆燙一下，撕去外皮，切丁；豆腐洗淨，切塊備用。

❷ 將作法❶的玉米粒、番茄與高湯一起放入鍋中煮開，放入豆腐再度煮開，起鍋前加鹽調味，並淋上香油即可。

味噌湯

♥ **材料：**

豆腐……1/2盒
蔥……1根
高湯……600cc
味噌……40公克
米酒……1小匙
糖……少許
柴魚片……適量

♥ **作法：**

❶ 豆腐洗淨，切塊；蔥洗淨，切成蔥花備用。

❷ 高湯倒入鍋中煮滾，放入作法❶的豆腐塊、味噌煮滾，加入米酒、糖煮至入味，熄火，撒上蔥花和柴魚片即可。

薑汁地瓜湯

10

♥ **材料：**

地瓜……400公克
生薑……1小塊
水……2500cc
黑糖……100公克

♥ **作法：**

❶ 地瓜洗淨去皮，切成滾刀塊；薑洗淨，切成薄片備用。

❷ 將作法❶的材料與水倒入鍋中，一同煮滾，煮至地瓜熟透，熄火，加入黑糖調味即可。

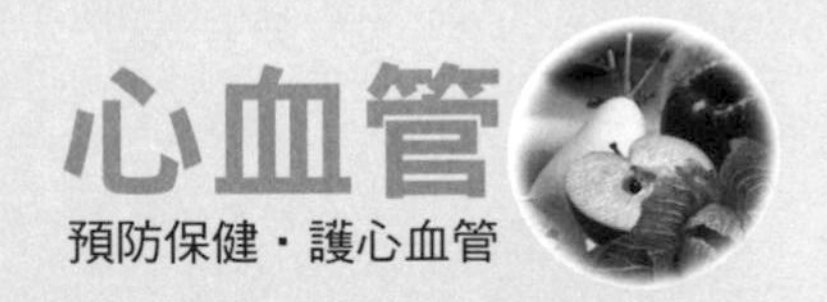

二 特別精選 20 種【護心食材】

1	黃豆	11	蕃茄
2	果醋	12	菠菜
3	燕麥	13	洋蔥
4	糙米	14	蕃薯葉
5	綠茶	15	胡蘿蔔
6	香菇	16	蘋果
7	紫蘇	17	木瓜
8	深海魚	18	柳橙
9	優酪乳	19	奇異果
10	花椰菜	20	葡萄柚

註：以上用量使用前請先諮詢專業營養師

三 最新收錄 10 種【護心保健食品】

1	納豆激酶	6	維他命 C、E
2	紅麴	7	茄紅素
3	海狗油	8	甲殼素
4	膳食纖維	9	綜合多酚
5	葡萄籽	10	蔓越莓

註：以上產品使用前請先諮詢專業營養師

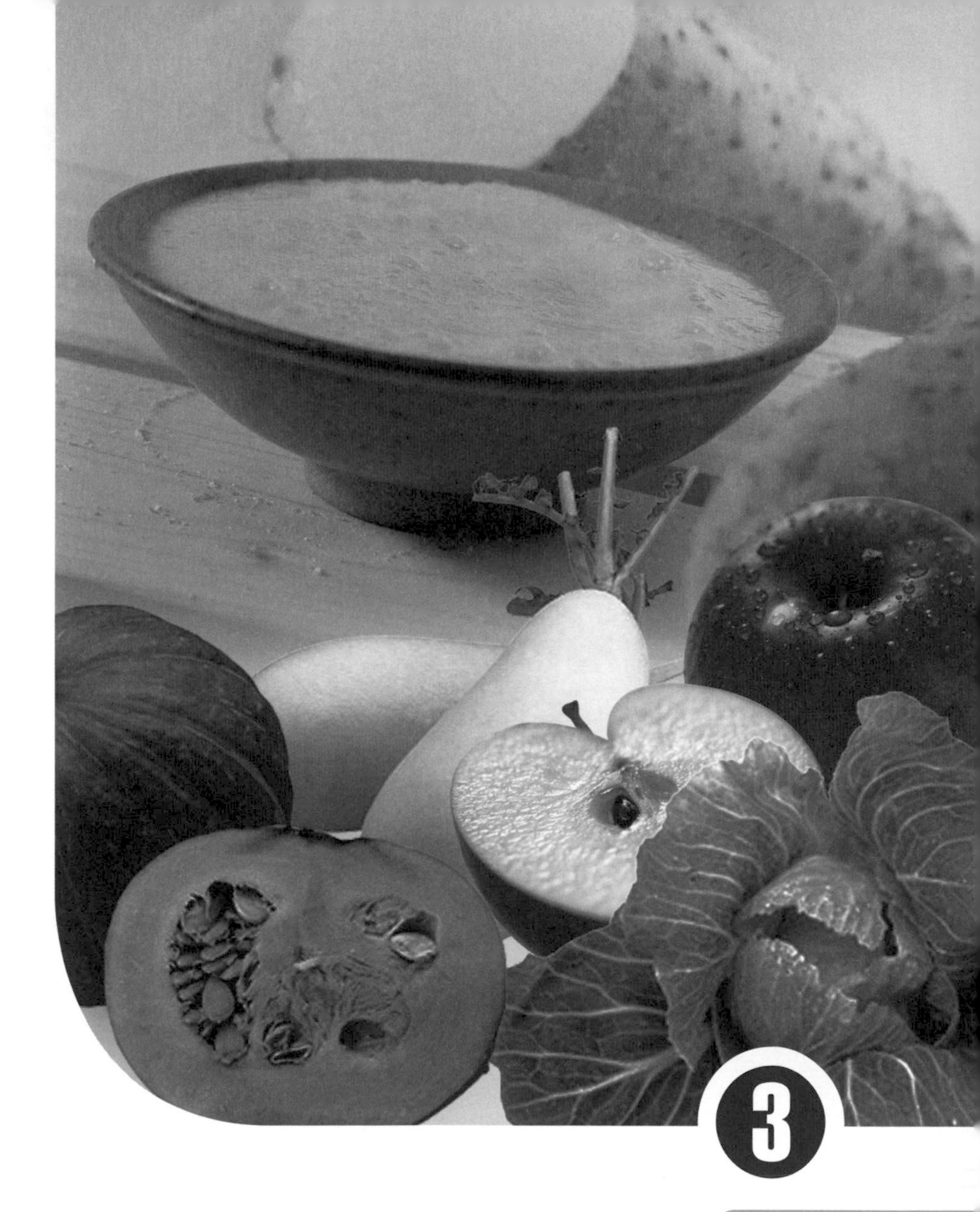

3

CHAPTER

附錄二

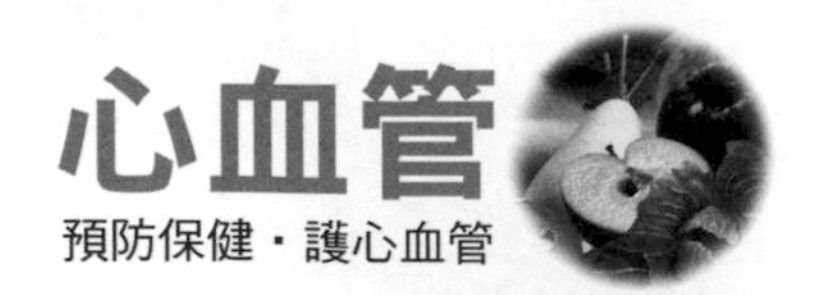

人間福報 Merit Times 2010年10月12日 mtn10@merit-times.com.tw 醫藥 10

心血管受損 喝紅酒可修復

每日不超過300c.c. 增「內皮前驅幹細胞」數量 運動亦有幫助

【記者張雅雯台北報導】適量飲用紅酒促進心血管健康有新證據，台北榮民總醫院心血管團隊的最新研究，證實紅酒可增加「內皮前驅幹細胞」的數量，改善心血管受損後的修復能力，但研究團隊強調多喝反而會帶來酒害，建議有小酌習慣者，每日不應超過三百西西；本來不喝酒者，則不需特別去喝紅酒，規律運動同樣能增進心血管健康。

台北榮總心臟內科醫師黃柏勳表示，國際上觀察到紅酒對心血管健康有助益，最初是發現有隨餐飲用紅酒習慣的法國人，心血管疾病的罹病率與死亡率反而比歐洲其他已開發國家還低；西元二〇〇〇年則有一份針對九萬人的流行病學問卷調查，發現過去沒有心血管疾病的健康成人，每周一至二次飲用紅酒，可減少與心血管有關的死亡率。

然而隨著近幾年幹細胞研究的發展，醫界發現一種少量存在血液中且不斷循環的內皮前驅幹細胞，可修復受損的內皮細胞，若此幹細胞老化了，損傷的心血管內膜就會不斷增厚、組織血流就會不順暢，進而產生心血管疾病。

因此，北榮研究團隊徵求八十名二十至四十歲的健康受試者，分為完全沒有飲用酒精的對照組、每天喝一百西西紅酒、每天喝二百五十西西啤酒、每天喝三十西西伏特加等四組，三周後測量其內皮前驅幹細胞的數量，結果只有喝紅酒組有增加，同時肝功能、血糖值也沒有因為此飲酒量而升高。

北榮臨床技術訓練科主任陳肇文表示，這項研究證實，適量飲用紅酒可增加內皮前驅幹細胞、改善心血管的恢復功能，但由於受試對象都是健康受試者，因此無法推論有心血管疾患是否適用；他同時呼籲，預防心血管疾病應以降低抽菸、肥胖等危險因子為原則，尤其本身就沒有飲酒習慣者，透過規律運動習慣、正常作息，也能促進血管健康，未必要改喝紅酒。

他指出，這次有進行動物實驗，發現對糖尿病老鼠進行下肢缺氧手術後，經餵食適量紅酒，可改善血流恢復情形，未來不排除對糖尿病患進行人體試驗，或許能改善糖尿病患伴隨的周邊動脈阻塞性疾病。

酒喝過量有害健康

sina 全球新聞　全球新聞 > 國際 > 正文

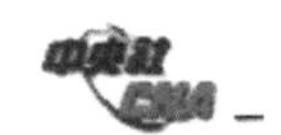

白藜蘆醇與藥雙管齊下 性功能障礙大幅改善

http://news.sina.com 2010年04月15日 04:57 中央社即時

（中央社記者楊明珠東京15日專電）日本大阪大學講師等組成研究小組進行動物實驗發現，葡萄富含葡萄多酚之一的白藜蘆醇具改善性功能障礙的效果。若與市售性功能障礙治療藥併用，改善效果大為增加。

「日本經濟新聞」今天報導，大阪大學講師逵村晃、醫師福原慎一郎等人組成的研究小組進行動物實驗後發現，葡萄或紅葡萄酒中富含葡萄多酚之一的白藜蘆醇（resveratrol）有助改善性功能障礙。

這項研究成果，預定27日在盛岡市舉行的日本泌尿器科學會發表。

研究小組先讓實驗鼠罹患糖尿病，使牠性功能產生障礙，然後連續4週投予白藜蘆醇及治療性功能障礙藥物。之後，再進行通電刺激，並評估勃起的功能。

正常老鼠的勃起功能如果設定為100的話，專家觀察實驗鼠勃起功能恢復的程度，未接受治療的老鼠約20，只接受白藜蘆醇治療的老鼠約80，只接受治療性功能障礙藥物「樂威壯」（levitra）的約70。如果白藜蘆醇和樂威壯併用的話，則可達到約120的程度。

報導指出，威而鋼（viagra）等其他壯陽藥併用也有改善的效果。不僅是因罹患糖尿病所引起的性功能障礙症狀，就連心因性性功能障礙症狀，雙管齊下的這種療法也有效。

但是專家認為，白藜蘆醇是紅葡萄的一種成分，不鼓勵民眾直接喝葡萄酒配藥物。

以前早有專家指出，白藜蘆醇具有抗氧化及使血管擴張的作用，市面上也有白藜蘆醇營養補助食品。990415

http://dailynews.sina.com/bg/news/int/cna/20100415/04571351827.html

二〇一二年七月八日 星期日 農曆壬辰年五月二十日 蘋果日報

血液中幹細胞 可測腎功能

【邱俊吉／台北報導】國內最新研究發現，人們血液中的「內皮前驅幹細胞」，除有發展為治療動脈硬化疾病的潛力，也可作為替腎臟「算命」、預測腎功能衰退的指標，當人體血液中此細胞不足時，腎功能衰退風險也會升高。

能改善血管硬化

台北榮總昨與台大醫院共同舉行研究成果發表會。北榮心臟內科主治醫師黃柏勳在會中說，醫界已知內皮前驅幹細胞可預防血管硬化，研究人員則將其注射到血管硬化的老鼠血管中，也確實觀察到可改善血管硬化，未來有發展為治療人們動脈硬化疾病的潛力。

研究團隊另一研究發現，內皮前驅幹細胞也可用來幫腎臟算命，因人體血液中此細胞不足時，腎功能衰退風險也會升高；台大腎臟內科主治醫師吳允升也說，一種由腎臟腫瘤引起的特殊高血壓疾病「皮質醛酮症」，同樣能藉由偵測此細胞數量來評估手術效果，當其數量不足，便不宜開刀治療。

喝紅酒護心血管

內皮前驅幹細胞現無法用於測量血管硬化程度，但現有研究均指向有益促進健康，北榮教學研究部主任林幸榮建議，民眾每天可喝100c.c紅酒來提高此細胞數量、進而達到保護心血管目標。

中時晚報 93 年 11 月 04 日

葡萄皮葡萄籽 防癌

研究發現 內含豐富白藜蘆醇 能抑制血管增生 預防多種癌症與心血管疾病

吳慧芬／台北報導

吃葡萄別吐葡萄皮！台大研究發現，葡萄皮與葡萄籽裡面含有豐富的白藜蘆醇，能抑制血管新生，民眾若能日喝1杯100CC的葡萄汁，可望降低多種癌症與心血管疾病發生的機會。

台大外科、婦科、毒理所今日在「台灣醫學會」中聯合發表「白藜蘆醇抑制血管新生」研究，證實葡萄具有防癌潛力，但前提是民眾必須把葡萄皮與葡萄籽全部咬碎吞入肚子裡。

台大醫院外科主治醫師林明燦表示，白藜蘆醇普遍存在於葡萄與柑橘類水果中，當中以葡萄皮與葡萄籽含量最多，台大以人類臍帶血內皮細胞與萃取的白藜蘆醇為材料，進行研究。

研究人員將實驗組培養皿，置入臍帶血內皮細胞與白藜蘆醇，對照組中僅置入臍帶血內皮細胞，再同時於兩培養皿中，注入誘發血管內皮生長因子激素，於18個小時後進行觀察。

結果發現，實驗組（白藜蘆醇濃度1uM）能較對未加白藜蘆醇的對照組，抑制50%的血管內皮細胞增生，若將白藜蘆醇濃度提升為5uM，抑制效果高達90%，證明白藜蘆醇確實具有抑制血管內皮細胞增生效果。

林明燦表示，醫界已知冠狀動脈心血管疾病、乳癌、胃癌、腸癌、肝癌等疾病，其發生與轉移均與血管新生有關，若能早一步抑制血管內皮生長因子生長，將可能從根本面，預防多種癌症與心血管疾病。

若以實驗濃度，對應到現實面，林明燦說，民眾只要1天喝100CC的葡萄汁，就可望達到保健功效，不過，他強調，這只是推估，確切數據，還要進一步進行人體試驗。

台大這項葡萄具抗癌潛力的研究，過程嚴謹、效果明顯，受到國際注目，已刊登在知名醫學期刊《分子學雜誌》中，並有國外醫學會邀請研究人員出國進行演講。

營養師：甜分高 要適量

吳慧芬／台北報導

台大研究發現葡萄具防癌、預防心血管疾病潛力，營養師認為，葡萄本來就富含多種抗氧化物質，對這個結果營養界一點都不意外，不過，葡萄甜分較高，民眾食用時，仍應謹記適量原則。

台大會以葡萄做為研究對象，是因為發現愛喝葡萄酒的南歐民族，較少罹患胃腸癌與心血管疾病，進而進行研究，並得到能抑制血管新生的結論。

營養師謝宜芳表示，葡萄中最具營養價值的就屬葡萄皮與葡萄籽，它含有多種抗氧化物質，能預防老化與心血管疾病。

謝宜芳說，想吃進最多營養的方法就是吃葡萄不吐葡萄皮、葡萄籽，若嫌葡萄籽太硬、咬不碎，則可吃葡萄乾、喝葡萄汁，或適時飲用葡萄酒。

謝宜芳表示，國外研究發現，1天喝180CC葡萄酒，可保護心血管，但這畢竟含有酒精，肝功能欠佳者，想藉此保健，最好改喝葡萄汁。

謝宜芳說，葡萄中的糖分為人體較易吸收的葡萄糖，對生病、糖分不足的人，葡萄是最快補充能量的水果，但東西好也不能過量，否則吃進太多葡萄，反而可能發胖，帶來其它的健康隱憂。

聯合報 中華民國九十九年十月十二日 星期二

減少心血管疾病 小酌紅酒

台北榮總 人體試驗

研究證實 20至40歲健康者

紅酒一天100c.c. 酒精濃度12~13% 減少血管發炎老化

【記者張嘉芳／台北報導】每天一杯紅酒可預防腦中風、心肌梗塞等心血管疾病。台北榮總首度在人體試驗中證實，適度喝紅酒確實可增加內皮前驅幹細胞數量，這種細胞可幫助修復血管損傷並促進血管新生。

過去流行病學及動物實驗指出，適量飲用紅酒可預防心血管疾病發生及死亡，台北榮總則以八十名健康成人的人體實驗發現，適量紅酒確能增加血管修復能力及彈性，減少動脈硬化相關後遺症。

台北榮總心臟內科醫師黃柏勳表示，內皮細胞數量減少後，發生心血管疾病的機率越高。人體內皮前驅幹細胞的數量非常少，每十萬個白血球中，內皮前驅幹細胞只有約一到十個。

北榮研究顯示，每晚喝一杯一百西西、酒精濃度百分之十二到十三的紅酒，連續三周後，血管狀況與內皮前驅幹細胞數量最高可增加百分之卅不等，且血管功能也明顯改善；不過，喝啤酒、伏特加與完全不喝酒者變化不大，顯示紅酒在改善心血管疾病上確有顯著意義。

北榮臨床技術訓練中心主任陳肇文指出，簡單來說，內皮的細胞功能防止動脈硬化及老化，適量紅酒可改善內皮細胞功能，還可減少血管發炎老化現象。

此外，北榮在體外細胞實驗也發現，加入紅酒或紅酒萃取物白藜蘆醇後，也可減少發炎激素或高血糖引發的內皮前驅幹細胞老化，顯示少量飲用紅酒確實可幫助內皮前驅幹細胞生長。

不過，這一項研究主要是針對廿至四十歲的健康成年人；對已經有心血管疾病及糖尿病患者飲用紅酒後是否有同樣效果，是未來研究方向。

研究團隊也提醒，每天飲用二百五十西西紅酒對心血管疾病有正面助益；但若酗酒或有酒癮者，或是長期大量飲酒、不吃東西，反而可能會導致擴大性心肌病變、心臟衰竭。

⬅據研究顯示每晚喝一杯一百西西的紅酒，可以幫助修復血管損傷並促進血管新生。圖為林依晨兩年前在金鐘慶功宴上，開心喝紅酒。

本報資料照片／記者陳俊吉攝影

聯合報提醒您
過量飲酒 有害健康

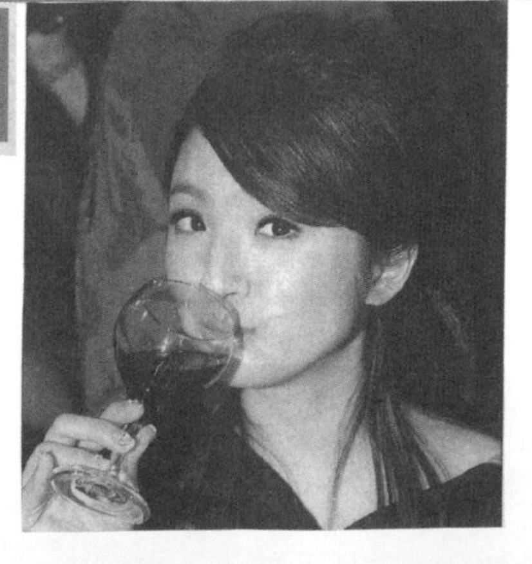

自由時報 2010年10月12日／星期二

北榮研究 健康成人

少量紅酒 強化血管功能

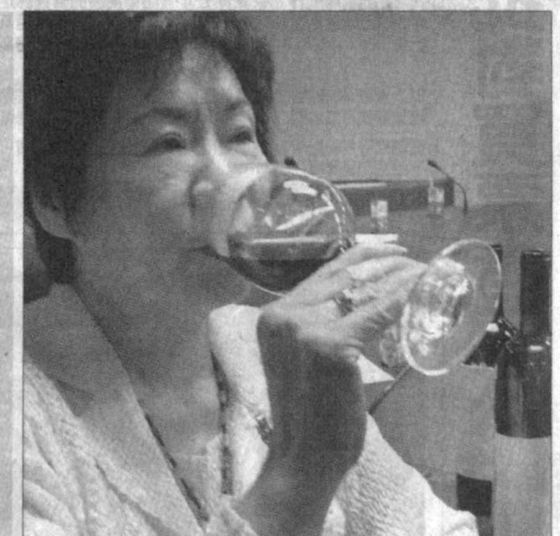

小酌一下，有益健康

北榮研究證明少量飲用紅酒有利內皮前驅幹細胞生長，有助於心血管的修復，可預防心血管疾病。（記者魏怡嘉攝）

（記者魏怡嘉／台北報導）喝少量紅酒有助於預防心血管疾病。台北榮總完成世界第一篇健康成人喝紅酒的人體試驗，結果發現健康成年人喝少量紅酒，可以增加具有保護血管作用的內皮前驅幹細胞，血管功能因而能強化二到三成，掀開了紅酒與心血管疾病之間的部份神秘面紗。

有利內皮前驅幹細胞生長

北榮臨床技術訓練中心主任陳肇文表示，飲用紅酒可以降低心血管疾病的發生，幾乎已是眾所周知的常識，但真正原因並不清楚。

此次研究募集八十位年齡在二十至四十歲的健康成年人，先檢查受測者的血管健康，後分為四組各二十人，第一組為完全沒有飲用酒精類飲品的對照組，一組為每天喝紅酒一百CC，另一組為每天喝啤酒兩百五十CC，最後一組受試者每天喝三十CC伏特加，三組人經酒精換算量是相等的，三週後再測量血管狀況及內皮前驅幹細胞數量。

陳肇文指出，人體血液中本來就存有極微量內皮前驅幹細胞，其功能就在於修復血管內皮損傷，結果顯示，對照組與喝啤酒或伏特加組的變化都不大，紅酒組血液中的內皮前驅幹細胞含量則有增加，透過超音波的檢測，發現血管內皮細胞功能亦明顯獲得改善。

研究團隊同時進行細胞實驗，加入紅酒或紅酒萃取物白藜蘆醇（Resveratrol）後，發現可以減少內皮前驅幹細胞的老化，證明少量飲用紅酒確實有利內皮前驅幹細胞生長。

不過，這個研究主要針對健康的成人，所以無法回答有心血管疾病的人喝紅酒是否有助於心血管疾病的改善，也不建議有肝硬化或慢性疾病的人每天飲用紅酒。

再者，這個實驗僅進行三週，提醒健康成人不宜長期過量飲酒。至於喝多少才不過量？陳肇文表示，國外的研究認為，一星期喝一杯兩百五十CC紅酒，或是一天喝一杯兩百五十CC紅酒，都有助於預防心血管疾病。但是民眾仍然要避免飲酒過量或成癮。

不建議慢性病患每天飲用

陳肇文同時透露，糖尿病病人最擔心周邊血管壞死問題，這次研究也對糖尿病病鼠進行動物實驗，結果發現，病鼠的內皮前驅幹細胞活化，同樣有助於其周邊血管的修復，下階段將進行人體臨床試驗。

酒後不開車，安全有保障

A13 生活・健康 二〇一〇年十月十二日 星期二 農曆庚寅年九月初五日 蘋果日報

日飲紅酒100c.c.顧血管

國內人體實驗發現 助修復血管彈性

【高麗玲／台北報導】國內最新研究發現，每天喝一百c.c.紅酒可增加內皮前驅幹細胞數量和功能，增加血管彈性，解開為何喝紅酒可預防心血管疾病之謎。但研究團隊提醒，每日酒精攝取量不宜超過三十c.c.，以酒精濃度百分之十的酒為例，一天不得喝超過三百c.c.，即使是紅酒也不可長期過量飲用。

北榮心臟內科團隊醫師林幸榮、陳肇文、黃伯勳最新研究發現，人體血液中有極微量、可修復血管內皮損傷的內皮前驅幹細胞，適量飲用紅酒可增加其數量，增加血管彈性。體外細胞實驗也發現，加入紅酒或紅酒萃取物「白藜蘆醇」後，可減緩發炎激素或高血糖引發的內皮前驅幹細胞老化現象，並提升其功能。

啤酒 伏特加無效

黃伯勳昨說，研究募集八十名二十至四十歲健康成人，均分為四組，分別使其完全沒喝酒、每天喝一百c.c.紅酒、每天喝二百五十c.c.啤酒、每天喝三十c.c.伏特加。三周後發現，紅酒組的內皮前驅幹細胞數量和功能明顯改善，其餘三組沒太大變化。

林幸榮指出，美食膽固醇較高，吃多會增加心血管疾病風險，但喜吃美食的法國人，心血管疾病盛行率卻偏低，學界後來發現因法國人用餐時會喝紅酒，才使心血管疾病減少。陳肇文表示，這應為全球首篇以人體進行實驗的紅酒好處研究。

亞東醫院院長、心臟科醫師朱樹勳說，一瓶紅酒為七百五十c.c.，每天喝一百c.c.、約七分之一瓶，適量飲用可預防心血管疾病，但已有心血管疾病者應就醫診治，千萬不要用喝紅酒來治病。

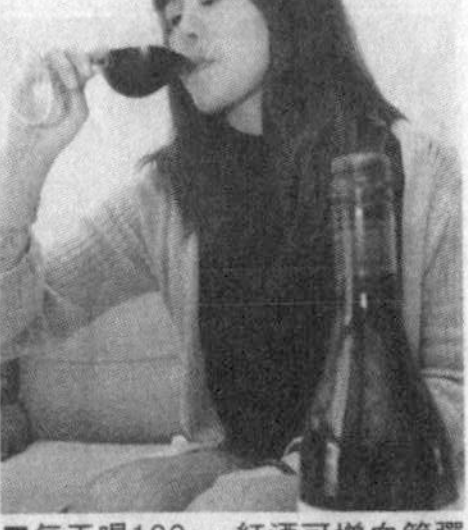

■每天喝100c.c.紅酒可增加血管彈性，預防心血管疾病。 設計畫面

飲酒過量 有害健康

聯合晚報 2010年10月11日 星期一

小酌紅酒 心血管疾病掰掰

醫師建議，一周一到兩次，每天不宜超過30cc.。

【記者黃玉芳/台北報導】每周喝一、兩次紅酒，可以預防心血管疾病。台北榮總最近研究發現，適量飲用紅酒，每次約100cc.，能增加體內修復血管內皮損傷的「內皮前驅幹細胞」數量；如果喝伏特加、啤酒，則沒有相同效果。

不少企業家、醫師喜歡睡前喝一杯紅酒怡情養生，榮總心臟內科主治醫師黃柏勳表示，習慣隨餐飲用紅酒的法國人，心血管疾病的罹病率以及死亡率都比其他已開發國家低，因此長久以來，就有紅酒預防心血管疾病的說法。

為了找出紅酒的保健效果，榮總最近首次進行紅酒與「內皮前驅幹細胞」的研究，黃柏勳說，人體血液中的內皮前驅幹細胞，可以修復血管內皮損傷。

這項研究募集80名年齡20到40歲的健康成年人，並分為四組，第一組完全沒有飲用酒精類飲品，作為對照組，第二組每天喝法國紅酒100cc.，另兩組則分別飲用啤酒250cc.，以及伏特加30cc.。紅酒、啤酒、伏特加三組的酒精攝取量相當。

但黃柏勳強調，學界認為酒精攝取量每天不宜超過30cc.，因此一般民眾為了保健，若長期飲用，建議一周一到兩次的頻率就好，不要天天喝。

喝酒過量有害健康，聯晚關心您

台灣新生報 中華民國九十五年二月十五日 星期三

紅酒白藜蘆醇—降低心臟纖維化 具強力抗氧化

動物實驗發現可活化Sirtuin蛋白 保持活力又能達到減低攝取熱量 態讓細胞或身體以為自己「很飽」

【記者萬博超／台北報導】美國民間生技公司與實驗室正如火如荼地研究，如何「耍弄」人體細胞，讓細胞或身體以為自己「很飽」，避免因過度降低熱量攝取所造成的心理掙扎與體力衰退。

國內家醫科與肥胖醫學科醫師楊名權對此表示，「白藜蘆醇」本來是天然葡萄、紅酒等食物中的有益成分。動物實驗發現其能藉降低心臟纖維化，具有強力抗氧化功能。現有藥廠與生技公司正將之研發為能讓身體降低熱量攝取的新藥，「白藜蘆醇」具有相當大的潛力，一旦有安全的相關成分新藥出現，或許可以造福許多民眾。

《洛杉磯時報》報導，生技公司篩選部分營養素，看是否能活化部分相關基因，產生與降低熱量同樣的健康效果。例如首先發現紅酒「白藜蘆醇」成份的實驗室成員辛格萊爾（David Sinclair）指出，「白藜蘆醇」可以活化Sirtuin這種蛋白，讓生物保持活力又能達到減低攝取熱量的健康狀態。

哈佛研究員辛格萊爾樂觀地表示，或許五到十年後，有一種新藥可以讓身體處於「模仿」低熱量攝取狀態，而非特別餓著肚子，以免喪失活力。

但華盛頓大學老年醫學教授霍洛西博士（Dr. John Holloszy）不認為，紅酒「白藜蘆醇」所活化的蛋白（Sirtuin）能夠完全解釋熱量減少有益於延長壽命的說法，他認為或許實際上的相關機轉更複雜。

然而這位老醫學教授仍然每天服用「白藜蘆醇」膠囊，甚至每天晚餐必喝紅酒。「如果如此真的有效，當然很好！」他說。

自由時報 2012年7月8日／星期日

研究新發現 治療次發性高血壓

內皮前驅幹細胞 可修復受損血管

記者魏怡嘉／台北報導

以往「次發性高血壓」（尤其是因腎上腺皮脂腺瘤引起）多藉由手術治療，但臨床發現，有1/3的病患經手術治療後，血壓仍居高不下；台北榮總及台大合作研究發現，這類病患的血液「內皮前驅幹細胞（epc）」數量相當少。

「內皮前驅幹細胞（epc）」具有修復受損「血管內皮」的作用，可減少組織因缺氧所造成的器官傷害。未來若遇到「次發性高血壓」（因其他原因引發的高血壓）患者可先抽血檢測epc的數量，若數量太少者，會建議先服用皮質酮藥物治療，或許患者不需要開刀治療；或者是經醫師評估後，在手術後合併藥物治療，將有助血壓控制。

北榮及台大昨日舉行兩院合作成果發表會，台大腎臟科主治醫師吳允升表示，台大蒐集了100多位次發性高血壓患者，並抽其周邊血液進行epc的培養，結果發現，epc數量的多寡會影響病患血管狀態及血壓變化。

北榮心臟內科主治醫師黃柏勳表示，epc可以修復血管受損的內皮細胞是近年來血管生物學上的重大發現。這次的研究也發現，在一些疾病模式中，epc同時也扮演著重要角色，例如在脂肪肝病患身上，可以發現epc的數量較正常人少，這也可以解釋，為什麼像脂肪肝這樣的代謝症候群疾病，最後會導致心血管疾病的風險增加。

此外，研究發現，高血壓病患若罹患早期蛋白尿，血液中epc數量已經開始減少，其可能會加速高血壓病患發生血管動脈硬化的現象。

黃柏勳指出，在知道epc所扮演的角色後，接下來便要進一步去研究，如何再純化、增加epc的數量，以便達到治療的功能，在日常生活中，像是適度喝紅酒、運動30分鐘以上及戒菸等，都有助於epc的增加，可做為預防心血管疾病的保健之道。

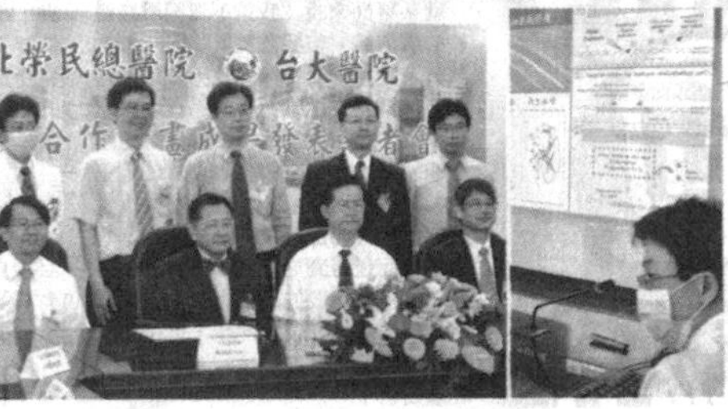

▼北榮副院長蘇東平（前排左二）與台大由副院長黃世傑（前排右二）昨日共同發表作研究成果；北榮主治醫師黃柏勳（右圖）表示，血液內皮前驅幹細胞可修復血管受損的內皮細胞，是血管生物學上的重大發現。（記者魏怡嘉攝）

台灣新生報 中華民國九十九年十月十二日 星期二

每天一杯紅酒 血管有彈性

北榮研究顯示內皮前驅幹細胞數量增加二－三成

【記者蘇湘雲／台北報導】許多人都知道紅酒對心血管有益處，不過沒有人做過人體實驗證明這點，台北榮民總醫院昨（11）日發表臨床研究顯示，健康的人一天喝一杯100cc紅酒可以幫助血管維持彈性，血管中的「內皮前驅幹細胞」也會增加，「內皮前驅幹細胞」增多有助心血管抗老化、回春。飲用紅酒的人，其血管彈性、「內皮前驅幹細胞」數量都增加20％－30％。

台北榮總心臟內科主治醫師黃伯勳解釋，人體血液中含有極微量的「內皮前驅幹細胞」，當血管內皮受損，這種幹細胞具有修復功能，而適量飲用紅酒後可增加細胞數量。

台北榮總研究團隊也在體外細胞實驗中發現，加入紅酒或紅酒萃取物白藜蘆醇（Resveratrol）後，可以減少發炎激素分泌。而高血糖會引發「內皮前驅幹細胞」老化，白藜蘆醇也可幫助減緩細胞老化現象，並提升「內皮前驅幹細胞」功能，進而預防心血管疾病?。過去研究發現，產於法國的紅酒含有較多白藜蘆醇。

這次研究共募集80位健康成年人，年齡介於20至40歲爲，先檢查其血管健康，後分爲四組各20人，第一組爲完全沒有飲用酒精類飲品的對照組，一組爲每天喝紅酒 100c.c.，另一組爲每天喝啤酒250c.c.，最後一組受試者每天喝30c.c.伏特加，經3周後再測量血管狀況與內皮前驅幹細胞數量。

結果顯示，對照組與喝啤酒、伏特加組沒有太大變化，紅酒組血液中的內皮前驅細胞含量則有增加，血管內皮細胞功能也有明顯改善。研究團隊同時進行細胞實驗，證明少量飲用紅酒確實有利「內皮前驅幹細胞」生長。

台北榮總臨床技術訓練中心陳肇文主任提醒，長期大量飲酒反而會傷害心血管，可能引起心臟衰竭、擴大心肌病變，因此，學界認爲酒精攝取每日不宜超過30c.c.，濃度10％的酒一天飲酒量最好限制在250c.c.，從一天喝一杯到一周喝一杯都可以。這次研究對象爲健康成人，因此患有肝硬化或慢性疾病患者千萬不能過量或長期喝酒，「即使是紅酒，民眾仍須依此建議飲用。」另外，喝酒後也不可開車，以免造成危險。

中華日報 中華民國九十九年十月十二日／星期二

小酌紅酒 可預防心血管疾病

北榮研究發現可增加修復血管內皮損傷細胞數量 但不宜過量

記者戴淑芳／台北報導

每天喝一杯紅酒，不但怡情還可養生！台北榮民總醫院昨天發表研究成果表示，適度小酌紅酒約100c.c.，能增加體內修復血管內皮損傷的「內皮前驅幹細胞」數量，可預防心血管疾病，但喝伏特加和啤酒卻沒有相同效果。

適量飲用紅酒可以降少心血管疾病的發生，眞正原因並不清楚。台北榮總心臟內科主治醫師黃柏勳表示，紅酒對於健康的助益，特別是預防心血管疾病部分，最初的研究是從觀察法國人隨餐飲用紅酒的習慣，結果發現法國人心血管疾病的罹病率及死亡率相較於其他已開發國家都是最低的。

北榮最新研究則發現，人體血液中有極微量但具有修復血管內皮損傷的「內皮前驅幹細胞」，在適量飲用紅酒後可增加其數量。

研究團隊進一步也在體外細胞實驗中發現，加入紅酒或紅酒萃取物白藜蘆醇（Resveratrol）後，發現可減緩發炎激素或高血糖所引發的內皮前驅幹細胞的老化現象，並提升內皮前驅幹細胞的功能，部分解開了適量飲用紅酒有預防心血管疾病的謎題。

黃柏勳表示，這項探討紅酒與內皮前驅幹細胞的研究，共募集80名年齡在20至40歲成年人爲對象，先檢查其血管健康，後分爲四組各20人，第一組爲完全沒有飲用酒精類飲品的對照組，一組爲每天喝紅酒100c.c.，另一組爲每天喝啤酒250c.c.，最後一組受試者每天喝30c.c.伏特加。

經3週後再測量血管狀況與內皮前驅幹細胞數量，結果顯示，對照組與喝啤酒或伏特加組沒太大變化，紅酒組血液中的內皮前驅細胞含量則有增加現象，血管內皮細胞功能亦明顯獲得改善。

但黃柏勳表示，目前學界認爲酒精攝取每日不宜超過30c.c.，即濃度10%的酒，一天不得喝超過300c.c.，特別是患有肝硬化或慢性疾病患者，更不能過量或長期飲用，一般民衆爲了保健，若長期飲用，建議一週1-2次就好。

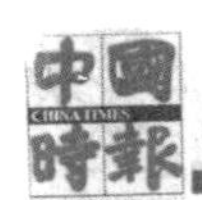

中華民國99年10月12日／星期二

日喝紅酒100CC 血管年輕不硬化

張翠芬／台北報導

為什麼喝紅酒有益健康？台北榮總首度證明，健康成人每天喝一百CC紅酒，連續三周就能看到保健功效，紅酒可增加血管內皮前驅幹細胞的數量，讓血管保持年輕有彈性，不易硬化。研究並發現，喝伏特加、啤酒也有保護血管的功效，但沒紅酒顯著。

北榮這項研究是全球第一個從人體證實紅酒與保護血管的內皮前驅幹細胞作用機轉，成果刊登在動脈硬化國際權威期刊《動脈硬化，血栓和血管生物學》。

台北榮總心臟內科主治醫師黃柏勳表示，喜歡飲用紅酒的法國人，心血管疾病罹病率及死亡率比其他已開發國家低，長久以來，就有紅酒可預防心血管疾病的說法，但缺乏醫學實證。

北榮募集八十名廿到四十歲的健康成年人，分為四組，第一組完全不飲用酒精類飲品，作為對照組；第二組每天晚餐喝法國紅酒一百CC；另兩組分別飲用啤酒二百五十CC、伏特加卅CC，三組的酒精攝取量相當。

三周後測量血管狀況以及能保護血管功能的內皮前驅幹細胞數量，結果顯示，喝紅酒組增加的數量最明顯，喝啤酒和伏特加的二組也有些微增加，但未達統計上意義。

北榮教研部林幸榮主任是國內最早以動物實驗了解紅酒對血管的保護功效，曾帶動一波喝紅酒風潮。他說，紅酒可以修復血管損傷，但前提是「適量」。學界認為酒精攝取量每天不宜超過卅CC，即濃度十％的酒、每天不超過三百CC。

參與這項研究的榮總臨床技術訓練中心主任陳肇文表示，法國人每天大概喝一杯二百五十CC紅酒，一周喝一次或四到六次即可，不要天天喝。此外，只拚酒不吃東西，容易營養不均衡，甚至出現擴大性心肌病變，只有「小酌」才有益健康。

（飲酒過量 有礙健康）

▲民眾喝紅酒曾掀起一股風潮，北榮證明適量紅酒對健康有益。（本報資料照片）

A12 健康
二〇〇八年十月二十六日 星期日 農曆戊子年九月二十八日

紅酒助修復血管 醫界解謎

可增生「內皮前驅細胞」證實有益心臟

【邱俊吉／台北報導】紅酒已知有助保護心血管，但原因不清楚。國內一項最新研究發現，人體中有種可修復血管損傷的「內皮前驅細胞」，飲用紅酒可增加數量；研究團隊另直接用紅酒來培養該細胞，發現該細胞在紅酒中，老化速度會減緩，解開了紅酒有益心臟的謎題。

台北榮民總醫院心臟內科主治醫師黃柏勳昨表示，這項研究是全球第一個探討紅酒與內皮前驅細胞的人體實驗，該院團隊共募集40名年齡在20至40歲成年人為對象，先檢查其血管健康，後分為兩組各20人，一組每天喝紅酒100c.c.，另一對照組每天喝啤酒250c.c.，經3周再測量血管狀況，結果顯示，喝啤酒組沒太大變化，紅酒組血液中的內皮前驅細胞則顯著增加，血管功能也獲改善。

酒精每日勿飲逾30c.c.

黃柏勳指出，研究團隊同時進行細胞實驗，用紅酒來培養採自喝紅酒者的內皮前驅細胞，結果顯示，這些細胞老化速度變慢，證明喝紅酒確實有利內皮前驅細胞生長。

三軍總醫院家庭醫學科兼任主治醫師陳永煌表示，目前學界認為酒精攝取每日不宜超過30c.c.，即濃度10%的酒，一天不得喝超過300c.c.，「即使是紅酒，民眾仍須依此建議飲用。」

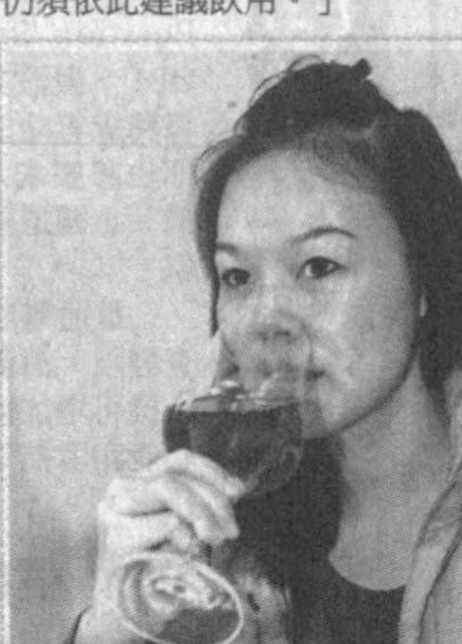

◀適量飲用紅酒，有助維護心血管健康。陳國楨攝

保健心血管須知

- 不抽菸
- 避免肥胖。研究發現，腰圍是最重要的危險因子，男性大於90公分、女性大於80公分，患病風險將激增
- 減輕精神壓力
- 國內最新研究發現，每日喝紅酒100c.c.，將使血中「內皮前驅細胞」增加，有益血管健康

資料來源：黃柏勳醫師、陳永煌醫師

中華民國一〇一年七月八日 星期日

血液幹細胞 當指標

有沒有高血壓 抽血就知道

【記者黃文彥／台北報導】台北榮民總醫院與台大醫院共同研究發現，想知道自己有沒有高血壓，未來只要抽血就知道；甚至只要增加血液中的幹細胞數量，就可以延緩血管硬化速度。

研究團隊成員、台北榮總心臟內科醫師黃柏勳說，這項研究證實血液中的「內皮前驅幹細胞」，可當作血管健康程度指標；血液幹細胞越少，血管硬化風險也越高。

黃柏勳說，目前雖無法透過抽血檢測血管硬化，但確實有可能是未來發展與治療方向。

黃柏勳也建議，紅酒含白藜蘆醇抗氧化物，以百分之十二酒精濃度的紅酒來說，每天一杯一百西西紅酒，配合運動、戒菸，有助血液幹細胞生長，預防心血管疾病。

該研究針對國內一百卅位洗腎病患，發現血液中含有較多幹細胞者，洗腎廔管不易阻塞，且病患因腎臟腫瘤引起高血壓時，只要接受皮質酮藥物治療，就可恢復血液幹細胞數目。

台北榮總與台大醫院也合作進行其他血液幹細胞研究，證實高血壓患者若腎功能退化，內皮前驅幹細胞數量會明顯減少，甚至只有一般人的十分之一。

台灣新生報 93年11月29日

紅酒所含抗氧化物功不可沒

法國人吃的比美國人脂肪高 但罹患心血管疾病率卻低

【記者楊雅婷／綜合報導】近年來，由於研究發現「喝紅酒對健康有益」，因此「喝紅酒」這幾年在台灣成了一種時尚。到底喝紅酒對健康的益處何在，如何喝才能對健康有益？

根據美國心臟病學會指出，葡萄酒經過長時間的發酵過程，每公升葡萄酒僅含0.2至0.5公克的糖份，所以不用擔心糖尿病或發胖的問題。威斯康辛大學完成的研究也指出，葡萄酒有預防血管栓塞的功效。研究員於1994年發表研究指出，每天小酌葡萄酒可以預防血液凝塊。法國人吃的食物比美國人有更高的脂肪，但罹患心血管疾病的比率卻遠比美國人低，原因之一在於，法國人在進餐時有喝葡萄酒的習慣。

醫界一直把法國人患心血管疾病比率較低歸功於紅酒，因它含有抗氧化物，對於心臟血管的維護有益。但部分研究報告也顯示，少量飲用含酒精飲料有助於降低心臟血管疾病的發生。因此究竟是酒精本身或是紅酒內的抗氧化物對心臟血管有益，一直是醫界爭論的焦點。

加州大學戴維斯分校的研究人員就做了一項實驗，他們將紅酒中的酒精萃取出來後，再加入定量的水或酒精，製成不含酒精和含酒精的兩種紅酒。兩者皆含抗氧化物，然後分別讓受測者喝下，再抽血檢測他們血中抗氧化物的濃度。結果顯示，兩組受測者血液中都出現了抗氧化物濃度增加的反應。但是含酒精的那一組下降較快，而不含酒精的那一組則比較容易保留體內抗氧化物的濃度。

威斯康辛大學的一項研究也指出，每天飲用紅葡萄汁兩次，每次每公斤需要四毫升的紅葡萄汁，可以增加體內抗氧化物的濃度。原因在於，紅葡萄汁含有和紅酒相同的抗氧化物－黃酮（Flavonoid）。所以喝紅酒不一定是預防心臟血管疾病的最佳選擇。雖然紅酒提供了大量的抗氧化物，但是喝酒過多反而造成身體不必要的負擔。因些不能喝酒的人不妨試試紅葡萄汁，雖然它所含的抗氧化物濃度只有紅酒的三分之一，卻同樣具有保護心臟血管的作用。

密西根大學建議，東方人體型較西方人小，所以東方男性一天最多兩杯酒（西方男性可到三、四杯），女性則以一杯爲限。所謂一杯，指的是340cc的啤酒、142cc的葡萄酒或43cc的烈酒。另外，已經有心血管和肝臟疾病的患者，最好還是不要飲酒。

法國人患心血管疾病的比率雖較低，但罹患肝病的比率卻偏高，因此，適度地攝取各種食物才是正確的養生之道。

心血管的預防與健康管理 / 醫學菁英社著 .
-- 一版 .-- 新北市 : 優品文化，2021.04 ;
256 面 ; 15x21 公分（Health ; 06）
ISBN 978-986-06127-3-8（平裝）
1. 心血管疾病 2. 保健常識
415.3 110000956

Health 06

心血管的預防與健康管理

上優好書網 FB 粉絲專頁

編著 醫學菁英社
總編輯 薛永年
美術總監 馬慧琪
文字編輯 董書宜
美術編輯 黃頌哲
封面插畫 王甜芳

出版者 優品文化事業有限公司
地址 新北市新莊區化成路 293 巷 32 號
電話 (02) 8521-2523
傳真 (02) 8521-6206
信箱 8521service@gmail.com
(如有任何疑問請聯絡此信箱洽詢)

印刷 鴻嘉彩藝印刷股份有限公司

業務副總 林啟瑞 0988-558-575

總經銷 大和書報圖書股份有限公司
地址 新北市新莊區五工五路 2 號
電話 (02) 8990-2588
傳真 (02) 2299-7900

出版日期 2021 年 4 月
版次 一版一刷
定價 250 元

Printed in Taiwan
書若有破損缺頁，請寄回本公司更換